生物医学

电子显微镜技术

Biomedical
Electron Microscopy

吴晓英 编著

U0344183

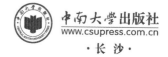

中南大学出版社
www.csupress.com.cn
·长沙·

图书在版编目（CIP）数据

生物医学电子显微镜技术／吴晓英编著. —长沙：
中南大学出版社，2022.8

ISBN 978-7-5487-4810-6

Ⅰ.①生… Ⅱ.①吴… Ⅲ.①生物医药工程－电子显
微镜 Ⅳ.①R318

中国版本图书馆 CIP 数据核字（2022）第 016379 号

生物医学电子显微镜技术

SHENGWU YIXUE DIANZI XIANWEIJING JISHU

吴晓英 编著

□ 出 版 人	吴湘华	
□ 责任编辑	李 娴	
□ 责任印制	唐 曦	
□ 出版发行	中南大学出版社	
	社址：长沙市麓山南路	邮编：410083
	发行科电话：0731-88876770	传真：0731-88710482
□ 印　　装	长沙印通印刷有限公司	

□ 开　　本	787 mm×1092 mm　1/16	□ 印张 9.25	□ 字数 159 千字
□ 版　　次	2022 年 8 月第 1 版	□ 印次 2022 年 8 月第 1 次印刷
□ 书　　号	ISBN 978-7-5487-4810-6	
□ 定　　价	35.00 元	

内容简介

Introduction

　　本书介绍了生物医学电镜(透射电镜、扫描电镜)的基本原理及日常使用与维护，阐述了生物医学中用于电镜观察的样品的常规制备技术及注意事项。电镜及其技术是生物医学科研必不可少的工具。全书内容系作者所在电镜室42年(作者从事此工作30年)的工作体会、经验总结、文献提炼。

　　本书适合高等学校生物、医学专业学生及研究生作为教材选用，为电镜技术应用者及感兴趣者提供参考书。

前言

由于供电子显微镜(简称电镜)观察的生物样品制备困难,所以电镜从20世纪40年代起,一直应用于材料科学领域,未能应用于生命科学方面。直到20世纪50年代初期,世界上解决了生物样品制备的技术问题以后,电镜才开始在生命科学方面得以应用。

近年来,电子显微镜技术越来越受到科研人员的重视,用途日益广泛。随着国家对于基础科研投入力度的加大,我国从事电子显微学技术研究及应用的人员队伍越来越壮大。电镜作为大型精密贵重仪器,是难度和精细程度最高的仪器之一,其在生物医学领域的应用日益增多,而生物医学样品性质千差万别,其样品制备技术必须因"样"而异,精准制备。

中南大学基础医学院医学超微结构学教研室(原湘雅电镜室)创建于1979年(1979年原湖南医学院购买了湖南省第一台生物医用透射电镜H-600,此电镜超龄运行了34年),是我国最早成立的电镜室之一。40余年来,我室在电镜生物样品制备、组织与细胞超微结构观察、细菌与病毒等病原微生物的检测与鉴定方面,积累了丰富的经验与雄厚的技术储备;在超微结构学研究和超微病理学诊断方面积累了丰富的临床诊断经验。笔者从1992年开始涉足电镜及其技术领域,迄今已有30余年。从体视学镜下取材到超薄切片,从电镜下观察到电镜日常维护、换灯丝等,从正常超微结构观察到超微病理学诊断等,每一个环节我都一一亲身实践、摸索,经过长期的实践积累,逐渐形成了一套自己的经验与体会。期间我曾参与过马王堆古尸出土40年超微结构评估及专著撰写;2003年"非典"时期,曾受命参与SARS疑似病例的排查等。笔者长期承担教学、科研服务及医疗三位一体的工作,在超微结构学研究和超微病理学诊断方面积累了一些实践经验。身处当今这个科技发展日新月异的时代，笔者发现越来越多的科研及医学工作者需要应用到电镜及其技术，迫切需要这方面的知识与实践指导。但目前此类专著甚少，国内编写的电镜技术方面的教材更是十分匮乏。另外，我在实际工作中深感生物医学电镜技术的样品制备复杂、精细，却又缺乏简洁、易懂及实用的技术方面的指导，便激励自己总结了多年来的实践经验，初心是希望能帮助初学者或需要应用电镜技术的研究生或学者。在多方的鼓励与支持下，在中南大学研究生院的教材建设项目的资助下，我总结我室前辈及我自己多年的实践经验，编写了这本《生物医学电子显微镜技术》，供生物、医学专业的研究生选用，也为涉及应用电镜的学者们提供参考。

本书共分8章，包括五个方面的内容：一是透射电镜、扫描电镜的基本原理、基本操作与日常维护；二是常规透射电镜与扫描电镜生物样品制备技术；三是电镜细胞化学技术，含电镜酶细胞化学技术与免疫电镜技术；四是负染色技术及电镜技术的新进展、新应用；五是各类常用试剂及缓冲液的配制（附录）。介绍这些内容，使初学者既能对电镜原理与日常使用有基本的了解，又能比较系统地掌握电镜的常见样品的基本制备技术。

电镜在生物医学领域内的应用虽然已有较长的历史，但我们对它的认识应该保持一个客观的态度。电镜是一种显微镜，它的特点是分辨率高，放大倍数可以到几百万倍，所以不能直接观察样品，必须经过复杂的样品制备。在观察细胞器或微小微生物(如病毒)等时必须依赖电镜，才能获得满意结果。要想获得良好的观察结果及清晰的图片，超薄切片等样品的制备质量至关重要。生物医学电镜样品的每一个处理环节自始至终要注重"精细"两字，因样品性质而随时调整细节及试剂配方。如果样品处理不当、质量不高，就不可能获得理想的、真实可靠的结果。

由于笔者水平有限，本书错误和不当之处在所难免，敬请读者批评指正。本书编写过程中受到中南大学基础医学院医学超微结构学教研室全体同仁、基础医学院、湘雅医院病理科及研究生院培养办的鼓励和支持，在此深表感谢。感谢何柳青博士对部分图片的绘制。感谢王俊普、李进老师为本书提供了部分照片。感谢中南大学研究生院教材建设项目的管理者们及出版社的编辑们，是他们"督促"我完成了全书的撰写工作，并最终克服困难呈献给广大读者朋友。

吴晓英

2021 年 9 月 27 日于长沙

目录

Contents

第一章

电子显微镜基本原理

电子显微镜(简称电镜)是观察微小物体所用的电子光学仪器。电镜的发明与发展,为方便、快捷观察微观世界提供了便利与可能。围绕电镜的研究与应用,产生了一门科学技术,即"电镜技术"。第一台透射电镜诞生于 1931 年,由电气工程师 ErnstA F. Ruska 和 Max Knoll 发明制造[1],距今不到 100 年,但是电镜及其技术的发展极为迅速。从 20 世纪 30 年代开始研制和诞生,电镜由开始较简单的结构发展成如今功能众多、操作简便、计算机控制的大型精密仪器,在农林业、材料科学以及生物医学方面得到了广泛应用。电镜在生物医学方面的应用和发展依赖于生物样品制备技术的不断改进和创新。电镜在医学方面的应用,早在 19 世纪 40 年代就已经开始了,在病毒学、细胞生物学、组织学、病理学、分子生物学及分子病理学等方面均作出了贡献。随后,电镜的应用从医学理论性的研究逐渐扩大到临床医学的实际应用方面。例如,在对疾病的病情、病因的鉴定;对肿瘤、血液病、肾脏病及代谢性疾病等的分型诊断等方面都取得了显著的成效。电镜主要用来观察在光学显微镜下所不能直接看见的组织及细胞中的超微结构、超微病理改变以及纳米级大小的微小生物体或其他医学相关样品的超微结构,它是现代医学科学中不可缺少的精密仪器之一。

在不到 100 年的电镜历史发展中,先后诞生了透射电镜、扫描电镜、高压电镜及冷冻电镜等一系列新型电镜,更能适应不同的科研需要及临床医疗需求。据文献报道,1998 年场发射扫描电镜分辨率为 2.5nm,可放大 15 万倍[2],而近几年,这一指标已经上升到 0.2 nm 水平,精确度已达原子级别[3]。空间分辨率超过 0.5 Å 已成为可能,而 1 Å 已是一种常态[4]。

电子与物质相互作用会产生透射电子、弹性散射电子、能量损失电子、二次电子、背反射电子、吸收电子、X 射线、俄歇电子等。电镜是利用波长极短的电子束作为照明源，以通电线圈产生的电磁场作为透镜；从光学的性质表现来看，其成像形式与光学显微镜相似。不同的是：电镜的照明源不是可见光而是电子束，透镜不是玻璃凸镜而是轴对称的电场或磁场。由于显微镜分辨样品最小细节的能力主要取决于显微镜中照明源光波的波长，而运动着的电子可以看作是一种电子波，并且电子运动速度越高，电子波的波长越短。因而电子是一种理想的光源。此外，轴对称分布的电磁场具有能使电子束偏转、聚焦的作用，从而可以做成相当于光学显微镜中透镜的电磁透镜，这就是高分辨率电镜产生的基础。

电镜按结构和用途可分为透射电子显微镜(transmission electron microscope，TEM；简称透射电镜)、扫描电子显微镜(scanning electron microscopy，SEM；简称扫描电镜)、扫描透射电子显微镜(scanning transmission electron microscope，STEM)、扫描隧道显微镜(scanning tunneling microscopy，STM)等。通常来说，透射电镜及扫描电镜均能与 X 射线衍射仪或电子能谱仪相结合，构成电子微探针，用于样品成分的元素分析。为了减少高能量电子造成的辐射损伤，Taylor 和 Glaeser 在 1974 年提出使用冷冻电镜(cryo-electron microscopy，cryo-EM)。1981 年，Jacques Dubochet 和 Alasdair Mc Dowall 采用了快速冷冻的方法，将分子迅速冻结在一层玻璃状的水里，解决了高真空和辐射损伤两个问题，在冷冻电镜技术上取得了突破。冷冻电子显微镜技术是一种新兴的结构生物学方法，用于确定生物大分子复合物的 3D 结构。经过多年的发展，cryo-EM 取得了巨大成就，从而引发了结构生物学的一场新革命。

目前，在医学生物学中常用的有两种类型的电镜，一种是透射电镜，其用途是观察组织及细胞内部的超微结构，样品需要制备成 30~90 nm 厚的薄样品；一种是扫描电镜，其用途是由于观察样品表面微小形貌，可使用块状样品。透射电镜和扫描电镜的基本结构和原理简介如下。

第一节 透射电镜

一、结构和功能

透射电镜是使用最广泛的一类电镜。它的特点是用电磁透镜聚焦成像，电子束必须穿透样品，穿过样品的电子束会被"mark"上样品的信息，经过多级放大后成像于荧光屏。透射电镜的结构（如图1-1）包括电子光学系统、真空系统及电气控制系统。

电子光学系统是电镜的主要部分，它又包括照明系统、成像系统和观察、照像室等。照明系统是位于镜筒中样品室以上的部分，它主要由电子枪、聚光镜和偏转器等组成。电子枪是电子束的发射源，常用的是发叉式钨灯丝三级电子枪。灯丝（阴极）由钨丝制成，通电加热后发射电子。发射出的电子束受处于负电位的栅极所调制，并被阳极的高电位（几十千伏至几百千伏）区加速后形成一束"光源"，即电子光源。此外，还

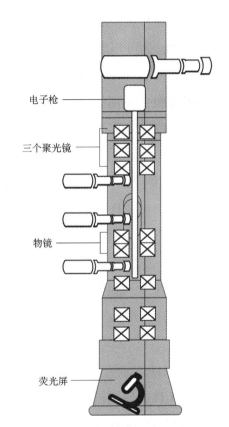

电子枪

三个聚光镜

物镜

荧光屏

图1-1 透射电镜的结构示意图

有六硼化镧（LaB$_6$）阴极、点阴极和场发射电子枪等几种高亮度的电子枪。聚光镜采用的是电磁透镜，它是由包铁壳的线圈制成。当线圈中有电流通过时，在电磁透镜中心集中产生的磁场，对电子束起到汇聚作用，并将电子束光斑照射到样品上。电镜中使用两个聚光镜可以方便地调节照射到样品上的电子束光斑的大小、强度和照明束的张角。为了让电子束和聚光镜的光心都处在同一轴线上，照明系统中通常装有合轴对中用的电子枪偏转器和聚光镜偏转器。聚光镜磁场的非严格轴对

称会造成聚光镜像散，聚光镜消像散器的作用就是消除其像散。成像系统是由样品室、物镜、中间镜和投影镜等部分组成。被观察的超薄样品置于物镜的前焦面附近，故透射电镜的分辨率主要取决于物镜。一般采用侧插式样品支架，对样品支架的操作可使样品平移、倾斜和旋转，以方便观察。样品首先由物镜进行第一级放大，然后由中间镜和投影镜继续放大，放大倍数能够达到几十万至几百万倍，通过改变各透镜电流以改变透镜的放大倍数。当放大倍数改变时，需要调节物镜电流对图像进行聚焦。物镜也有消像散器，用于消除物镜像散。观察室和照像室里分别装有荧光屏和照相底片，它们用来将电子形成的样品图像转换成人眼能观察到的反差图像，也可以通过计算机将图像进行处理。如目前常用的透射电镜 CCD (charge coupled device, CCD) 相机，CCD 即电荷耦合器件的缩写。其主要原理为：CCD 上感光组件表面的闪烁器具有储存电荷的能力，并以矩阵方式排列。当带有样品信息的电子束到达闪烁体时，闪烁体将电子信号转变为光子信号，光子信号再转变为电荷积聚，采用脉冲电压、以像素为单位将其转变为数字信号，整个 CCD 上的所有感光矩阵所产生的数字信号就构成一幅完整的画面。它应用于透射电镜图像以及电子衍射花样图的采集，而且还可以对所获取的数字图像进行存储、编辑。用 CCD 取代传统底片拍照，具有如下优点：①拍摄方便，可随时、方便地捕捉，拍取大量照片，随时删减，工作效率大大提高；②操作简便，如可自动聚焦，自选倍数且变动范围大；③可靠性高、灵敏度高，尤其是弱光敏感，畸变小，寿命长；④具有稳定的制冷系统；⑤图片清晰，且便于图片储存和管理，一次性解决底片来源及成本问题，实验结果可直接用光盘或 U 盘拷走。但需要注意的是：CCD 对弱光极为敏感，最怕强光照射。强光对 CCD 影响极大，过度的强光极易造成 CCD 的损坏。因此，在 CCD 的使用过程中应始终保持合适的光强度。尤其是在高倍转低倍观察时，要注意先将 CCD 光强度调至较低状态，以免过强的光损坏 CCD 相机。另外，在换样品时，必须将侧插 CCD 相机退出；对于底插 CCD 相机，必须放下荧光屏，以免异物落在 CCD 相机上，造成损坏。

电镜是利用反差原理成像。反差就是像与背景在亮度上的差别。而图片的反差(明暗或黑白灰)与样品的原子序数、电子密度、厚度等相关。如果反差太小，图像结构就看不清楚。因此当样品反差不够时，即使用最好的电镜也观察不清样品的细微结构，说明反差是成像的必备条件。

真空系统是为了使电子在行进过程中不受到气体分子的干扰而设置的排气检

测和排气流程控制的系统，包括机械泵、扩散泵以及系统中各部位的电磁阀门等。它使电镜工作时镜筒内部真空度保持在 10^{-5} 托以上。

电器控制系统有高压控制电路和透镜稳流电路。用于生物样品观察的透射电镜高压在几十千伏至二百千伏之间分几档设置。高压要求稳定度高，以减小色差。透镜电流要求稳定，一般稳定度在 10^{-6}/分钟。

二、透射电镜的成像原理

电子枪发射出的高速运动的电子最先通过聚光镜，聚光镜有聚集电子束、调节亮度的作用。一般有两组聚光镜，第一聚光镜是强磁力短焦距透镜，用以集中电子束，将电子束斑缩至直径 1 μm；第二聚光镜是长焦距透镜，将电子束调节为平行的强电子束，直径约为 2 μm。电子束通过标本时，电子与标本结构中的原子发生碰撞，从而产生电子的散射，不同的结构成分对电子有着不同的散射程度。样品结构致密的区域对电子散射能力强，这样的结构在荧光屏上的亮度较暗；而样品结构稀疏的区域对电子的散射弱，那么穿透样品到达荧光屏的电子多，这样的结构在荧光屏上呈现的亮度较强。电子束在透过标本之后形成的一幅代表样品结构的电子密度图像，经过几级磁透镜叠加放大，最终成像在荧光屏上或 CCD 上。

三、性能和特点

透射电镜主要是以透射电子成像来观察生物样品，可观察细胞的超微结构以及微小生物体等。它的主要性能指标有分辨率、放大倍率以及加速电压。分辨率即清晰度，为样品上可分辨两点之间的最小距离，通常也称为点分辨率。常规电镜的分辨率极限是 2~3 埃；放大倍率从几千倍到几十万倍之间可调，低放大倍率用于观察样品的全貌。

当仪器的分辨率是 4 埃时，放大 50 万倍后，才能达到人眼所能分辨的 0.2 mm 的距离。加速电压越高，电子对样品的穿透能力越强。由于分辨率是由电子的波长决定的，而电子的波长又与加速电压成反比，所以加速电压越高，分辨率也越高。

四、分类

透射电镜按加速电压可分为：常规生物电镜(小于 120 kV)、高压电镜(200-300 kV)和超高压电镜(500 kV 以上)。提高加速电压，可提高入射电子的能量，有利于提高分辨率；又可以提高对样品的穿透力。

第二节　扫描电镜

扫描电子显微镜简称"扫描电镜"。扫描电镜于 1935 年由 Knoll 发明，但当时没有聚光镜，分辨率只有 100 μm。1942 年，Zworykin 发明了第一台真正意义上的扫描电镜，阐明了二次电子的作用，开始使用电子倍增管作为二次电子放射电流的前置放大器，将分辨率提高到 50nm，由此可获得样品表面的三维立体信息。1960 年，Everhart 和 Thornley 发明了新的探测器 EDT(由正偏线圈、闪烁器、光导电管和光电倍增管组成)，进一步大大改善了二次电子探测器。1963 年，Pease 和 Nixon 发明了 SEM V(由三个电磁透镜和一个 EDT 组成)，由此产生了第一台商业扫描电镜的雏形。1965 年开始生产商用扫描电镜。

一、结构和功能

扫描电镜(图 1-2)主要包括三个主要部分：电子光学系统、样品信号的收集、处理和显示系统以及真空系统。电子光学系统是由电子枪、磁透镜和电子偏转器等部件组成，其作用是发射电子和聚焦电子束，并使电子束偏转在样品上面逐点扫描。样品室附近可选择性地安装相应的信号探测器，如：二次电子探测器、背散射电子探测器、X 射线探测器，以及阴极荧光探测器。样品信号收集处理和显示系统包括由闪烁体、光导管、光电倍增管等组成的二次电子探测器，以及信号放大扫描控制部分和显示器及工作电路。

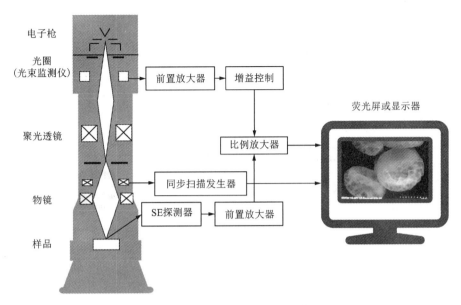

图 1-2 扫描电镜的结构示意图

二、成像原理

从电子枪发出的电子束在加速电压的作用下进入透镜区，经过几个透镜的作用后汇聚成直径仅为几十埃的电子束，通常称为电子探针，在物镜上方的扫描线圈控制电子束在样品表面作光栅状扫描，被加速的高能电子轰击和作用样品室中样品的表面，从而产生各种信号，如二次电子、背散射电子、特征 X 射线，阴极荧光和俄歇电子。样品室里除探测二次电子以外，还可按不同的选择来安装各种附件，以便检测各种不同信号，实现不同的实验目的与检测要求(图 1-3)。

扫描电镜的功能主要是显示样品表面的形貌，由入射电子逐点激发出样品表面的二次电子。二次电子的强度分布与样品表面形态密切相关，经二次电子检测器收集其信号进行放大，将放大后的信号电压加到显像管的栅极上。信号电压控制显像管荧光屏上光点的亮度。因为显像管中的电子束与样品上面的电子束呈同步扫描，荧光屏上就能逐点显示一幅代表样品表面形貌的二次电子像。而扫描电镜的放大倍数则是荧光屏上的图像扫描宽度与样品上电子束的扫描宽度之比。

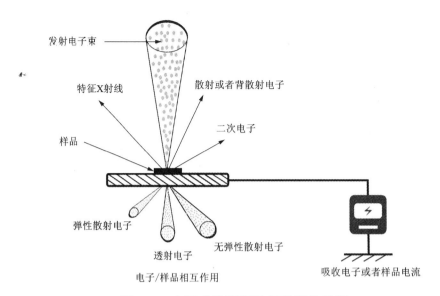

图1-3　电子成像原理及各种附件装置

三、性能和特点

　　扫描电镜的特点是景深长，图像具有立体感；图像放大倍率的连续可变范围大；二次电子像的分辨率可达30埃左右；在扫描电镜装配上各种附件后，可进行表面形貌及元素分布等各种分析。所用的信号电子主要有二次电子、背散射电子、特征X射线、阴极荧光和俄歇电子。

主要参考文献

［1］Harris J R. Transmission electron microscopy in molecular structural biology：A historical survey［J］. Arch Biochem Biophys，2015，581：3-18. DOI：10.1016/j. abb. 2014.11.011.

［2］廖乾初. 场发射扫描电镜进展及其物理基础［J］. 电子显微学报，1998，17(3)：311. DOI：10.3969/j. issn. 1000-6281.1998.03.020.

［3］叶晓劼. 0.22纳米：冷冻电镜技术取得新进展［J］. 世界科学，2015(7)：55. DOI：10.3969/j. issn. 1000-0968.2015.07.023.

［4］张晓凯，张丛丛，刘忠民，等. 冷冻电镜技术的应用与发展［J］. 科学技术与工程，2019，19(24)：9-17. DOI：10.3969/j. issn. 1671-1815.2019.24.002.

［5］Krivanek O L，Lovejoy T C，Dellby N，et al. Vibrational spectroscopy in the electron microscope

［J］. Nature, 2014, 514(7521)：209-212. DOI：10. 1038/nature13870.

［6］YIN C-C. Structural biology revolution led by technical breakthroughs in cryo-electron microscopy ［J］. Chinese Physics B, 2018, 27(5)：

［7］H-600 说明书。

［8］Instruction manual for S－3400N scanning electron microscope, Hitachi High－Technologies Corporation February /2013 21th Edition.

［9］Sun C, Müller E, Meffert M, et al. On the Progress of Scanning Transmission Electron Microscopy (STEM)Imaging in a Scanning Electron Microscope［J］. Microsc Microanal, 2018, 24(2)：99-106. DOI：10. 1017/S1431927618000181.

第二章

透射电镜的使用及日常维护

　　自 1931 年电镜诞生以来，经过数十年的发展，电镜的性能已不断完善，种类也已不断更新，如出现了冷冻电镜、原位分析电镜等。同时，由于融合了计算机及数字化等新技术，电镜的自动化程度不断提高，操作界面越来越简单、快捷。近年来，随着电子显微技术的发展，电镜越来越受到科研人员的重视，用途日益广泛，加之国家对于基础科研投入加大，我国从事电子显微学技术研究及应用的人员队伍逐渐壮大。而电镜作为大型仪器，是难度和精细程度最高的技术型仪器之一。生物医学电镜中，透射电镜是最常用的类型，用以观察组织、细胞或微生物的超微结构，已成为研究细胞生物学、组织学、病理学、解剖学以及临床病理诊断等方面的重要工具之一。可用于对完整真核细胞到大于 150 kDa 的单个蛋白质的生物标本的观察与成像。

　　本章分别以我室现有的日立 HT-7700 及 FEI 公司的 Tecnai G2 Spirit TWIN 透射电镜为例，对其基本结构、日常使用及维护进行介绍。

第一节　HT-7700 透射电镜的简介与使用

一、HT-7700 的基本结构

　　HT-7700 基本组成包括镜体和辅助系统两大部分，镜体部分包含：①照明系统（电子枪，聚光镜）；②成像系统（样品室，物镜，中间镜，投影镜）；③观察记录系统（观察室、照相室）；④调校系统（消像散器、束取向调整器、光阑）。辅助系统包含：①真空系统（机械泵、扩散泵、离子泵、真空阀）；②电路系统和水冷系统。

二、HT-7700 的特点

（1）用键盘及鼠标操作，在显示器上直接观察样品，无需低头直视荧光屏观察，可减低眼睛疲劳；由于使用显示器观察，可在明亮的室内进行观察，能更清晰地显示以往在荧光屏上发暗而难于识别的图像。

（2）同时兼具低倍率与宽视野观察、高对比度与高分辨率观察和低剂量观察，其分辨率可达 0.204 nm，其高反差模式放大倍率可达 20 万倍。根据样品性质高反差模式（HC）与高分辨模式（HR）可直接转换。

（3）高精细的 CCD 相机操作与主机操作相统一，能够顺畅观察高分辨率的数码画面，数字相机分辨率达 1024×1024 像素。

（4）配有电镜图像管理软件，具有图像拼接功能（图像偏移、多级移位）与录像功能。

（5）配有涡轮分子泵（TMP）真空系统，可实现真空系统清洁化。

三、HT-7700 透射电镜日常开、关机基本步骤

（1）开机：

①开启稳压电源（UPS）。

②主机板后面：电源总开关，拨到"on"位置；再按"reset"健（最右边、黑色圆形）。

③主机正面的真空键"EVAC"拨到"1"，开始抽真空，此时主机左侧的 2 个指示灯（COL，GUN）亮，如果指示灯不断"闪烁"，表明在抽真空且真空未达标；此二灯不闪烁时表明真空已抽好。注意每次抽真空及开机时，都要弯腰低头观察机械泵油的液面线位置及压缩机的指针位置是否正常，并及时处理。

④真空达标后，去配件房开循环水（在电镜观察前开即可），观察循环水的水温（20℃）、水流量及 CCD 冷却水的浮标是否启动等。耐心等待水温达到预设值。

⑤水温达标后，再开"COL（镜筒）"到"1"，则电脑自动启动、软件也自动启动。开启 CCD 控制单元，软件待"coder"绿灯亮后才能启动 CCD 照相。

⑥耐心待软件及荧光屏启动完毕后，再开始加高压等，右击左边的功能选项，弹出界面再做选择。具体简短如下：右击"HV Filament"，加高压、加灯丝电流。观

察光斑有无及位置，适时调整光斑位置。

⑦换样品：退出侧插 CCD 相机系统，关掉灯丝电流。将样品杆拔出一小段距离，拔不动时顺时针旋转样品杆 15 度，再将样品杆拔出一大段距离，然后逆时针旋转 45 度。此时，AIR 红灯亮起，将真空开关从 EVAC 拨到 AIR；约 10 秒后，水平取出样品杆，AIR 红灯熄灭；在样品杆架的样品槽中装好样品，注意样品即铜网必须牢固锁定，避免铜网掉入镜筒中。确认样品锁定后，平行将样品杆装入镜筒，直至 AIR 红灯亮起；将真空开关从 AIR 拨到 EVAC；等到 EVAC 绿灯亮起；在 EVAC 绿灯亮起的 20 秒内（若超过 20 秒绿灯会自动熄灭，此时应再次将 EVAC 拨到 AIR 再拨到 EVAC，这时 EVAC 绿灯会再次亮起），将样品杆顺时针转动 45 度，EVAC 绿灯熄灭；将样品杆"送进"一大段距离（并不是真的用力推而是要轻轻的拉着样品杆慢慢送入）；逆时针旋转样品杆 15 度；慢慢送入整个样品杆。

⑧样品观察：将样品放入镜筒光路中，低倍率荧光屏 CCD 下寻找要观察的样品区域；找到样品后，将亮度调小（强度在 10~12 数量级），点击 CCD 操作窗中的"Run"按钮，启动主 CCD，可实时观察样品，对图像进行聚焦、消像散和改变放大倍率（在缩小倍率时，先将亮度调小）等操作；点击 CCD 操作窗中的"Freeze"按钮，进行取图；点击"Save"按钮，指定图像名称、存储路径，存储图像；默认存储方式为"Save as"模式，可在菜单中选中"Set quick save on a 'Save' button"，设定存储模式为快速存储，快速存储的选项中可以设定快速存储的路径。点击"Stop"按钮，可重新切换到荧光屏 CCD 上，继续查找其他要观察的样品区域。备注：Brightness 调节亮度时，以顺时针扩散光斑，逆时针缩小光斑为主。调光斑时遵循"上"大，"下"小的原则。

（2）关机：

①"stop"CCD，或点击"HV off"，即同时关掉了灯丝。

②将"COL（镜筒）"到"0，控制盘上的"COL ON"开始闪烁，待其熄灭后，再去关循环水。注：不是长休假，"EVAC"不关，即一直处于真空状态。

样品杆进出及换样操作：必须轻巧、细致，严格按规程操作。

出样品：先抽出一点点，再右转一点（弧度控制），再拔出较长距离后随即左转，此时红灯亮，红灯灭后再放气（Air），听到两遍响声后再拔出。特别注意拔出样品杆时，必须放气完全，否则会损坏样品室的密闭性，难以修复。

装入样品：将待观察的载网放入样品杆前端的载网孔内，拨下弹簧夹压住、固定好载网。注意样品杆的放置及台面的洁净，载网必须平整、洁净，如果是负染色样品或粉末，必须确保载网周边的洁净，同时确保网面样品的低浓度及均匀分布，严禁样品掉落，否则会污染镜筒及样品孔。

上样品：对准样品室的缺口方位，垂直放入样品杆，必须等红灯亮后再开始抽真空(开关拨到 EVAC)，待绿灯亮、鸣叫时开始放(开始右转)、右转到位后直行前进(此时停住可调整光斑)，最后左转进入。

冷却循环水的使用：电镜"COL(镜筒)"及 Gatan CCD 控制单元开启之前，必须先开启冷却循环水，且必须注意以下几点：①经常检查循环水机内的水位高低、水流量及水温，水流量正常维持在 2.0~4.0 L/min，当低于 1.8 L/min 时，电镜主机会报警，需要及时调整；水温日常设定 19~20℃。②当水质变差(有沉淀、浑浊等)时应更换循环水，打开循环水机下方的放水阀门，放掉污水，并冲洗水箱，加入新的洁净的双蒸水，注意加水量的控制。常规是 3-6 个月更换一次冷却水。③当 Gatan CCD 的"COOLER"灯为绿色后才能开启 Gatan 相机，启动照相操作。

(3)换灯丝：灯丝具有使用寿命，当灯丝灭了后要更换灯丝。

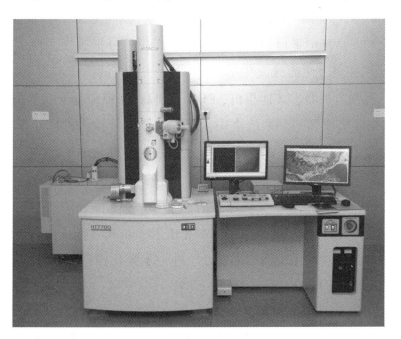

主要特点：配有主机相机和荧光屏相机，可直接在显示器上选片与实时观察，可拍摄、储存不同倍率及格式的电子版照片。

图 2-1　HT-7700 透射电镜

第二节　Tecnai G2 Spirit TWIN 透射电镜的简介与使用

一、Tecnai G2 Spirit TWIN(FEI)透射电镜基本结构

基本组成包括镜体和辅助系统两大部分,所有的操作和探测系统(包括透射扫描附件、视频监视器、CCD 相机、EDX 能谱仪、EELS 电子能量损失谱和能量过滤器)可以全部集成到一个系统之中,通过一个显示器、鼠标和键盘进行操作。

二、Tecnai G2 Spirit TWIN 的特点

Tecnai G2 透射电镜是 FEI 生产的较新型、性能优越的艺术级仪器。Tecnai G2 运行在 Windows XP 的操作系统下,提供了高性能和多功能操作界面,用户在使用方便、个性化和安全环境下可轻易获得大量的高质量分析成果。Tecnai G2 使透射电镜的操作比以往更方便简捷。在 Tecnai G2 上,所有的操作和探测系统(包括透射扫描附件、视频监视器、CCD 相机、EDX 能谱仪、EELS 电子能量损失谱和能量过滤器)可以全部集成到一个系统之中,通过一个显示器、鼠标和键盘进行操作。具体为:①优化的 20-120kV 高压条件;②可完全集成化的 CCD 相机、能量过滤器、透射扫描附件和 EDX 能谱仪;③优化的冷冻样品分析;④可选配 3D Tomography(断层扫描)技术,实现样品的三维观察;⑤高分辨率(点分辨率 TWIN 0.34 nm/BioTWIN 0.49nm,线分辨率 TWIN 0.20 nm/BioTWIN 0.34nm3);⑥强大的自动化软件,让用户使用电镜得心应手,进一步简化操作流程;⑦基于 Windows XP 操作系统的用户界面。

三、Tecnai G2 Spirit TWIN 透射电镜操作规程与基本步骤

(1)开机
①开启配电房的稳压电源(UPS)及制冷空调。

②开循环水：配电房开启，按住开关，约 3 秒，听到启动声方可确认运行，观察水温。定期更换冷却水(3~6 个月)。

③按下 SOOP 上 ON 按钮(绿灯)，此时只有红灯亮(表明已开机，按 OFF 关掉)，开启 CCD 控制单元。

④开电脑并登入、进入 supervisor，输密码＊＊＊启动软件。

⑤连接 TEMserver(右击右下角 FEIrootbrickbox-start-Microscope-TEM)确保电脑右下角出现一个粉红色的小电镜(此时会有啪啪继电器的声音)。再在桌面分别双击开软件 Tecnai User Interface 与 TIA(CCD 软件)。如要启用 Gatan CCD，双击桌面的 Remote，屏右下角出现绿色图。

⑥按下 SOOP 面板上的 VAC，抽真空，并确认 Vacuum 中 Control 项中的 Vacum Standby 打勾。

⑦真空 Ready 条件：IGP1≤25 log，P3≤35 log。

⑧样品台自检：选样品类型(塞子当作单样品杆 Single Tilt)后按提示，移走样品杆或塞子，样品室空置、回车确认开始自检 10 分钟。

⑨按下控制面板上的 HT 升高压。

⑩加好高压之后，根据需要在 Dewar(金属罐)中装满 LN2(液氮)，装好小液氮制冷样品室。

⑪上样：准备样品，Holder 归零后，插入样品杆：小销钉对准 close 下方的白线，进入后小心推进，有阻力后再推进约 1 厘米，松手；屏选择 Single Tilt，回车，红灯亮；待红灯灭，向 OPEN 转动，抓住让其自动缓慢进入。上样后再点击 High Tension，分两段加压(加 40KV 时掉高压后要再按面板的 HT)；电压稳定后，加灯丝电压；开 COL VALVE。

⑫换样：关 CCD 控制单元、关灯丝、关 Col Valves，退出光阑，再 Holder 归零，拿出样品杆(先拔出 1 小截，拔不动时，再向 Close 旋转、拔出)。此时不需要关高压。

(2)关机与待机

①关 CCD、关灯丝，关高压，关 SOOP 面板上的 HT 按钮。

②关 COL VALVE，Holder 归零，拔出样品杆，放入塞子。如果先进行 CRYO Cycle，即要烘烤液氮 4~8 h。

③确认 Vacuum 中 Control 项中的 Vacum Standby 打勾，关闭控制 SOOP 面板上

的 Vac。

④依次关掉软件 TIA/ UI。

⑤关闭 TEM server：右下角 FEIrootbrickbox-stop-Microscope-TEM。

⑥等 TEMserver 图标变灰后关电脑。

⑦按下 SOOP 上 OFF 按钮(红灯)，此时红灯/绿灯同时亮。关 CCD 电源。

⑧等 30 分钟后，关循环冷却水。

⑨待机时不关总电源，且 Vacuum Standby 一定打勾。此时红灯/绿灯同时亮，表明待机成功。

⑩待机状态，冷却循环水照常运行。注意冷却循环水房的制冷及运行安全。

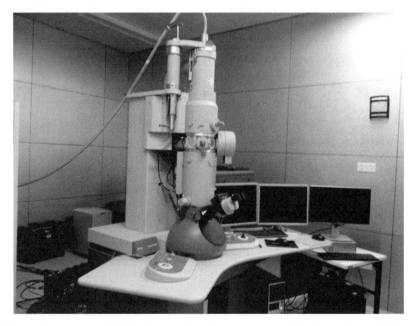

主要特点：具有 0.2 纳米的高分辨率、高反差、高性能 CCD 照相及观察系统。配有三维重构样品杆及分析软件，超微结构观察的同时对某些结构进行空间构型。

图 2-2　Tecnai G2 Spirit TWIN (FEI 公司，2014 年购买)透射电镜

主要参考文献

[1] Bücker K, Picher M, Crégut O, et al. Electron beam dynamics in an ultrafast transmission electron microscope with Wehneltelectrode[J]. Ultramicroscopy, 2016, 171：8-18. DOI：10.1016/j. ultramic. 2016.08.014.

［2］Hitachi High-Technologies Corporation. HT-7700 basic instruuction manual.

［3］Hashimoto T, Mamishin S, Mouri A, et al. Development of STEM for the HT-7700 TEM and Optimization of Digital-Image Detectors Arrangement. Microscopy and Microanalysis, 2012, 18 (S2)：1280-1281.

［4］张岩, 张龙改, 徐如祥. 日立 HT-7700 透射电镜的操作与维护. 测试工具与解决方案, 2013, 20：158-159.

［5］H-600 说明书。

［6］Tecnai G2 Spirit TWIN 说明书 file：///D|/webtopdf/120kV 透射电子显微镜 Tecnai G2 Spirit 透射电子显微镜(透射电镜、TEM). htm［2010-1-8 21：29：14］.

第三章

扫描电镜的使用及日常维护

扫描电子显微镜（scanning electron microscope，SEM），简称扫描电镜，用以观察样品表面的立体微细形貌。其主要特点是电子束在样品上进行逐点扫描，获得三维立体图像，观察的视野大、景深长、富有立体感，放大倍率范围广；样品适应性大（样品大小范围大、种类广泛）；电子束对样品的损伤、污染小；制样过程相对简单，耗时短。在观察样品表面形貌的同时，可进行晶体学分析及成分元素分析。

1935 年德国科学家克诺尔（Knoll）提出了扫描电镜的工作原理，制成了第一台扫描电镜，但其分辨率很低。1942 年，英国制造出第一台实验室用扫描电镜。1965 年，商品性质的扫描电镜开始生产。1973 年，我国开始研制扫描电镜，1975 年我国成功制造第一台扫描电镜，型号为 DX-3，分辨率为 10 nm。之后，扫描电镜的性能不断改进、提高。目前，扫描电镜在各个学科领域的普及率已非常高，在生物医学领域的应用也日益广泛[1-5]。

扫描电镜的成像原理是利用电子束照射样品表面时，能引起二次电子的发射，而二次电子的发射量与样品的表面形貌有关。当照射电子束在样品表面移动时，二次电子的量将随表面形状不断发生变化，经检测放大后加到显像管上，然后在屏幕上实时显示出反映样品表面形貌的图像，通过照相把图像拍摄下来。扫描电镜是由电子发射装置（如电子枪）、磁透镜、样品室以及扫描线圈等构成镜筒部分，由闪烁体、光电倍增管和放大器组成信号检测和放大系统，另外还包括显示系统、真空系统和电源。

扫描电镜生物医学方面主要用于观察各类体液标本中的细胞、培养细胞、细菌、寄生虫、叶子、根茎、组织及腔室器官的内外表面或断面以及颗粒标本的细微形貌。扫描图像具有立体感,样品不用切片,可以观察大样品,样品制备相对较简单。因此,扫描电镜在生物医学中的应用日趋增多。

本章以日立公司生产的 S-3400N 型扫描电镜(图 3-1)为例,对其日常使用、维护等分别进行介绍。

S-3400N 钨灯丝扫描电镜的简介与使用

一、开机

(1)确认稳压电源开启并正常运行。

(2)开电源:主机后面的小开关,向上拨到开的位置。

(3)主机前面板钥匙从"OFF"转到"ON"后,马上转经"START",自动转回"ON",此时"EVAC"大灯闪烁,等待灯(大绿灯及 PUMP)恒亮,表明真空达到标准,大约需要几分钟。如"AIR"黄灯闪烁,则必须点击"EVAC",重新启动抽真空。

(4)开电脑单击"OK"键,进入系统。随后出现 S-3400N 登陆框。点击 PC-SEM,软件启动,进入操作界面。

(5)持续按住前面板"AIR"按钮 1 秒以上、直至指示灯亮,或单击操作界面右上角"AIR"键至该键变为灰色。同时出现放气进度指示条"＊＊＊＊",直至进度条显示"The chamber has been aired. Changing a sample is now possible"时,即屏左下角＊＊＊消失,样品室才算放气完毕。此时方可打开样品仓。禁止放气不完全时拉开样品仓门。

(6)将处理完毕的样品固定于样品台上,精确测量高度后,放入样品仓,平稳推入样品台。

(7)按前面板"EVAC"按钮至指示灯亮,或单击操作界面左上角"EVAC"键至该键变为灰色。

(8)样品观察:确认样品室已达到真空,"ON"亮显后,根据不同样品的观察需要,在屏幕右边操作面板中的"Cond"菜单栏"ELECTRON BEAM"选区,"Probe Current"下拉列表中选择合适的探针电流,"Vacc"下拉列表中选择合适的加速电

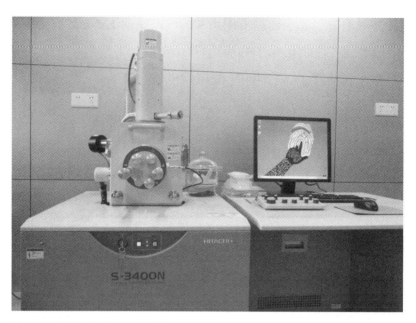

主要特点：扫描样品的表面细微结构，具有大样品室，可观察大体积样品，能拍摄高分
辨率、高反差的图片。

图 3-1　S-3400N

压；在"Image"菜单栏"SCREEN MODE"选区中选择使用"Full"、"Dual"或"Small
（小屏）"观察方法；在"DETECTOR"选区中选择使用"SE"或"BSE"探头；也可以单
击操作界面左上角 Vacc 区域，出现"Setup"后，在"Optics"菜单栏下，"Vacc"下拉
列表中选择合适加速电压。单击操作界面左上角"ON"键，加高压。可根据需要，
设置不同高压值。

二、关机

（1）所有操作结束后，单击操作界面右上角"HOME Z65"键，键左边蓝色指示
条开始闪烁。当蓝色指示条停止闪烁时，样品台已恢复至初始位置。

（2）关闭高压，等待 1 分钟后，单击"AIR"键，当放气完成时，打开样品仓，取
出样品；关闭样品仓，单击"EVAC"键，当抽气完成时，单击操作界面右上角"关
闭"键。出现"PC SEM"进度条。当进度条走完，SEM 程序即退出。

（3）关闭电脑，将前面板钥匙从"ON"转至"OFF"，断开背面总电源闸。

三、换灯丝

（1）准备清洁棉签、丙酮、酒精及超声清洗仪等。

（2）开机，抽真空，点击 Air 放气，待真空破除。同时，清洁镜筒及桌面卫生。

（3）用内六角小扳手，依次拧出镜筒上（从上往下数）第三排的 4 个螺栓。

（4）开启镜筒，向侧支撑架方向立起，则可见位于镜筒上方中央的灯丝帽。戴干净手套，逆时针旋下灯丝帽（即阳极帽，见说明书），小心放置于桌上，防摔、防污染，保持干净。

（5）沿缺口方向拔下灯丝座，注意一定要对好缺口方位、垂直拔。

（6）观察灯丝座中央孔的灯丝尖的位置，用手逆时针旋转，取下韦氏帽，仔细清洗韦氏帽（脱脂棉、抛光膏、酒精、超声波清洗仪等）。

（7）取下旧灯丝，换上新灯丝，对准灯丝尖，垂直盖上韦氏帽，顺时针旋转韦氏帽，一边旋一边观察灯丝尖与孔的距离、位置（位于孔中央），如果灯丝位置露出孔太多，表明"高了"，需要加垫片，酌情加 1~2 片；如果灯丝尖露出太少，表明"低了"，需要减少或撤下垫片。反复调整，直至灯丝尖低于孔表面约 0.5 mm 或 30 度倾斜灯丝座时，灯丝尖与韦氏帽的孔呈一直线。

（8）安装灯丝组：缺口对缺口，卡进去；顺时针旋转装上阳极帽。

（9）小心盖上镜筒，先抽真空，后拧紧 4 个螺栓。换好灯丝后，对中、聚焦及消像散操作：加灯丝电压 30KV，物镜光阑退到"0"；单击操作界面上部的 setup 中的"AFS"，待对话框消失（很快），再点击 ABS，出现一对话框，bar 慢慢地走动，时间较长；再点击 operate，选择"Filament image"点击，调整桌面上的"STIGMA/ALIGNMENT"的 X、Y 旋钮，将亮斑调至中央（注意有些滞后），关掉"Filament image"。2000 倍下，再点击工具栏中的"stig"，setup 中加 Probe Current 至"40KV"，"stig"自动消除像散。再在工具栏中打开"Alignment"，分别点击"o Beam Align Shift"+加桌面的 X、Y 将光调至最亮；"o Beam Align Tilt"将光调至最亮。然后加物镜光阑至"2"，直接"Set up"将电压改为"15 kV"，并回车，正常情况下，灯丝电流小于 100。

（10）清理桌面及室内卫生，物品归位，做好记录与登记。

主要参考文献

[1] 付洪兰. 实用电子显微镜技术[M]. 高等教育出版社, 2004.

[2] 王春梅, 杨家骥. 医用电子显微学[M]. 第四军医大学电子显微镜中心, 2002 年 12 月.

[3] 杨勇骥, 汤莹, 叶熙亭, 等. 医学生物电子显微镜技术[M]. 第二军医大学出版社, 2012.

[4] Michael J Dykstra. Biological electron microscope[M]. New York and London: Plenum pRESS, 1992.

[5] Sun C, Müller E, Meffert M, et al. On the Progress of Scanning Transmission Electron Microscopy (STEM)Imaging in a Scanning Electron Microscope[J]. Microsc Microanal, 2018, 24(2): 99-106. DOI: 10.1017/S1431927618000181.

[6] Instruction manual for S-3400N scanning electron microscope(21th Edition)[M]. Hitachi High-Technologies Corporation February /2013.

第四章

常规透射电镜生物样品制备技术——超薄切片技术(Ultramicrotomy)

　　第一台电镜问世后,围绕电镜的更新、维护及应用产生了一系列技术,称之为"电镜技术"。其中为透射电镜准备可观察样品的技术称为"透射电镜样品制备技术"。此技术要求用于透射电镜观察的样品:第一,必须薄,如粉末样品的粒径须≤2 μm,薄膜式样品(含切片)厚度应≤100 nm;第二,必须无毒性、无腐蚀性、无刺激性、不易燃、不易爆、无磁性、无放射性、无挥发性等特性,符合生物安全标准,对人员和仪器无害;第三,样品要彻底干燥,以保护镜筒的高真空和样品的形态结构;第四,样品在电子束照射下样品的观察面不发生物理化学反应,不变形、不分解、不释放气体。随着电镜及其技术在生物医学领域的应用而产生了一系列电镜生物样品制备技术。其中,最常用也是最基本的是透射电镜生物样品制备技术,即常规透射电镜生物医学样品制备技术,它主要包括超薄切片、冷冻复型、负染色等技术,其中,超薄切片技术的出现及发展,为细胞亚显微形态结构与功能的研究提供了重要方法。它是电镜应用于生物医学的最基本的样品制备方法,其基本原理是在光学显微镜的石蜡切片技术的基础上发展起来的。如同光学显微镜组织学样品制备技术那样,把生物医学材料制备成在电镜下能够成像的样品,也是一系列复杂的过程。由于电镜分辨率远远高于光镜,高倍率下清晰显示亚显微结构的同时也常常会暴露出切片存在的各种细微损伤、污染或变形等。因此,电镜超薄切片的制备技术比普通光镜石蜡切片的技术要求更为精细和复杂。由于电镜利用电子进行观察,而受电子束穿透能力的限制,要求切片的厚度仅为石蜡切片的1/100左右(30~100 nm),即把标本切成厚度小于0.1 μm的薄片才适合在透射电镜下观察,这种薄片称为"超薄切片",围绕超薄切片产生的技术称为"超薄切片技术"。在透射电镜的样品制备方法中,超薄切片技术是最基本、最常用的样品制备技术。由于是纳米级的厚度,因而其样品制作程序更为精细,要求更加严格,要想得到满意的切片,样品处理的每一步骤都必须严格操作,一丝不苟。同时,根据样品的不同性质,需酌情改变部分环节的处理条件或试剂的浓度或环境的pH。因此,"超薄切片技术"需要工匠精神才能把每例都制成精品,以获取最佳的超微结构。为了使初学者易于掌握,我们将每一步的操作程序及要点列表如下(表4-1),然后再将各个基本步骤及其原理作较为详细的介绍。

表4-1　常规超薄切片技术操作程序及要点

程序	试剂和器械	操作要点
取材和固定 (>2 h)	手术剪、无齿尖镊、双面刀片、牙签、标签纸、青霉素瓶或其他洁净器皿(内盛2 mL 2.5%戊二醛4℃)或1.5 mL EP管	(1)用麻醉法杀死小白鼠后,迅速打开腹腔,取出脏器放在软塑板上,立即滴数滴固定液在组织上;(2)用双刀片拉锯法将组织切成1 mm×1 mm×5 mm小块,用牙签轻轻挑起组织块浸入固定液内。要求:动作要快,切勿挤压组织块。整个操作建议在冰上进行以降低自溶机会
浸洗	0.1M PBS(pH 7.4、4℃)毛细吸管或微量加样器(1 mL)	(1)用毛细吸管吸去固定液,加入浸洗液。(2)15分钟后换新鲜浸洗液,反复2~3次(可以4℃过液)。如在固定液中时间较长,则浸洗时间也应适当延长。难以清洗的组织,建议超声波仪振荡清洗。
后固定	1% OSO_4 固定液(4℃)	吸去浸洗液,加入2%OSO_4固定液(组织块体积40倍),固定1~2小时(4℃),此液内不能久存,易引起组织变脆,不好切片。
浸洗	0.1M PBS或双蒸馏水	浸洗2~3次。每次10~15分钟。

续表4-1

程序	试剂和器械	操作要点
块染	0.5%醋酸铀水溶液	浸洗1~2小时或过夜。显示糖原时不经块染。铀为放射性元素，其盐溶液也要注意防护。染色液要避光保存。使用前最好过滤，配制一周后要换新液。
脱水	50%、70%、90%、100%丙酮（市售纯丙酮内要加入无水 $CuSO_4$ 或无水 $NaSO_4$ 去水）	组织块浸入每级丙酮内10~15分钟，每级更换新液一次，无水丙酮内要更换新液2次，在70%丙酮内可以过夜。 脱水一定要充分，否则影响包埋和切片。
浸泡	环氧树脂丙酮混合液（包埋液+无水丙酮=1：1）、纯包埋液。	(1)将组织块浸入混合液内2~4小时。 (2)将组织块移入纯包埋液内2~4小时（室温或37℃，干燥器内）；浸泡过程中每隔30分钟搅动一次，使之浸泡均匀。
包埋和聚合	环氧树脂包埋液（当天配制）、包埋胶板（孔）、尖镊、牙签、标签纸（均必须包埋前备好、先烤干）。	(1)向乳胶包埋板的包埋孔或 EP 管注满包埋液。 (2)用牙签将组织块移入包埋孔一端的包埋液中。 (3)用尖镊夹住标签插入包埋孔的中央，然后放入干燥器内聚合：37℃烤箱内24小时、60℃烤箱内24小时或更长。 注意：如用Epon812 工作包埋液，则操作时的环境相对湿度要≤60%。
修块和定位	修块机、玻璃刀、显微镜、酒精灯、载玻片、蛋白或甘油、蒸馏水、染液（美兰或甲苯胺兰）	(1)详见本章第五节"半薄切片制作和染色法" (2)详见 LKB8811 型修块机操作说明书。
切片和捞片	超薄切片机、带槽玻璃刀、铜网、培养皿（垫干净滤纸）双蒸水、弯尖镊。	(1)按 LKB 超薄切片机说明书或 Leica EM UC7 超薄切片机操作规程。 (2)捞片操作详见本章第五节"捞片"。 (3)捞好片后及时作好编号标记。 (4)注意切片环境无尘，防止空气流动。

续表4-1

程序	试剂和器械	操作要点
染色	蜡盘或蜡膜、镊子、硝酸铅、醋酸铀等	(1)在蜡盘内滴铀染液珠,将切片铜网覆盖在染滴珠上(切片面朝染珠),5~10分钟后取出铜网在双蒸水中洗净。 (2)在蜡盘中央放少量NaOH粒,周围滴铅染液珠,将切片铜网覆盖在染液珠上迅速盖好盘盖。 (3)5~10分钟后取出铜网,在双蒸水中洗净立即烤干(37℃~40℃)。铅污染是染色的一大难关,要尽量避免铅染液与CO_2接触的机会。 (4)10片以上的切片染色可以使用我室研制的多功能塑料染色盒(如图4-17),一次可以染100片左右,大大节省染色试剂及人工。
观察与拍照	透射电镜	严格按照透射电镜的规程使用电镜。

第一节　取材

电镜生物样品制备成功的关键前提是制出的样品必须能够忠实地代表其生活时的状况,尽力避免"死后改变"和人工假象。因此,电镜样品的取材非常关键,必须充分准备,认真对待。电镜样品一般是活体取材。取材的动作要满足下列"五"个字的要求:

"快"——动作迅速,组织从活体取下后应在最短的时间内(争取在1分钟内)投入固定液,2分钟内取材完毕。这一过程的延搁会导致组织自溶,严重自溶会使细胞超微结构受到破坏,失去观察价值。如果是实验动物,应在处死动物后,血流还未停止时就快速取材。

"小"——所取组织的体积要小,用锋利的刀片修成0.5~1 mm³的小块,一般不超过1 mm×1 mm×5 mm大小。因为固定液渗透入组织需要时间,组织块越大渗透需要的时间越长,组织块太大,其中心部分得不到及时良好的固定。如四氧化锇固定液的渗透能力约0.5 mm³,若组织过大,会导致固定不充分。

"细"——避免机械损伤或尽量缩小机械损伤，所用解剖器械应锋利，操作宜轻柔、细致，避免牵拉、挫伤与挤压。如切取标本只可直线切割，不要来回拉锯，防止结构变性或移位。临床手术标本取材要避开电刀烧灼过部位。

"准"——取材时选取部位应准确可靠。因电镜取材范围小，电镜观察范围有限，部位不准确则难以判断，故取材部位要求精确可靠。

"冷"——即"低温"，操作最好在低温(0℃~4℃)下进行，以降低溶酶体酶活性，防止或减少细胞自溶。所用器械、容器及固定液应予预冷(4℃)，组织块修整也应在滴有冷固定液的蜡板或玻片上进行。温度过高会使细胞内水解酶活性增加，导致组织细微结构溶解。

可见取材必须迅速、轻快，整个过程要求在数十秒钟内完成。根据样品种类、性质不同，大致可分为器官组织和游离细胞两种取材方法。

一、器官组织取材法

取材前，首先要对取材样品的解剖位置、组织学及普通病理学改变有一个基本的了解。取材前，准备好所需的手术器皿和固定液，用麻醉、拉断颈椎或静脉内注射空气等方法快速杀死实验动物，迅速取出所需脏器放在滴有冷固

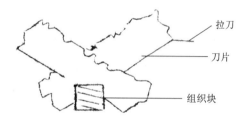

图4-1　双面刀片拉锯法取材示意图

定液的软塑板上，用双面刀片拉锯法(图4-1)在固定液中将组织切成约 1 mm×1 mm×5 mm 的小片，然后用牙签将组织块移入冷固定液。如系病理活检组织，则要求尽快浸入固定液内。

二、游离细胞收集法

培养细胞及体液游离细胞(如血细胞、脱落细胞等)，常悬浮分散在介质中，先必须将其凝集成团，然后进行固定，具体方法如下：

1.培养细胞

对于悬浮生长的细胞，室温 800~2000 rpm 离心 5 min 收集细胞沉淀，PBS 或

新鲜培基漂洗细胞2~3遍后，吸弃残留的洗液，小心吸弃上清，使管内只留下细胞沉淀，沿壁轻缓加入电镜固定液，4℃放置，待送样。注意选择的离心速度和时间，否则会出现细胞形状失真。如果观察细胞凋亡、坏死或细胞外分泌物，应将培养液一起离心(因为凋亡小体、坏死细胞常在培养液中)。

对于贴壁培养细胞，可加入适量胰酶消化细胞(是否可以含 EDTA，由细胞性质决定)，放在细胞培养箱内消化 2~3 min(可根据细胞的贴壁情况调整时间)；显微镜下观察细胞形态，若细胞大部分呈独立的偏圆形状则代表消化已足够，用含血清的新鲜培基终止消化；轻轻吹打细胞(防止明显机械损伤)，使之脱壁并制备成单细胞悬液；收集上述单细胞悬液，室温 800~2000 rpm 离心 5 min，收集细胞沉淀；小心吸、弃培基上清，使管内只留下细胞沉淀，沿壁轻缓加入电镜固定液，4℃放置待送样。注意避免过度消化细胞，只消化到细胞连接消失，细胞变成贴壁的圆形，就终止消化，轻轻去掉终止培养基，用新鲜完全培养基轻轻吹打获得悬液，离心后去掉培养基，用电镜的固定液固定，4℃过夜后送样。同时注意胰酶消化时间应尽量短，以免损伤细胞膜。

对于不耐受消化或不宜消化的贴壁细胞，其细胞间自身结合之力，远大于细胞与培养皿之间的力，可用无菌细胞刮片或橡皮块沿一个方向推下细胞，轻柔操作细胞刮片，基本不会损伤活细胞，更不会损伤单位膜结构。因为单位膜是液晶态的，柔韧性很强。800~2000 rpm 离心 5~10 分钟，去上清，沿管壁小心滴加固定液，静置，使细胞成团。如果先用醛类固定液固定贴壁细胞，则不能再用刮片或刮刀刮取细胞。因为经过醛固定之后的细胞已被基本固化，柔韧度差，刮取易损伤。如果研究要求先固定时，可以刮下细胞后即刻固定，再离心富集，此时离心最好加一点蛋清。在研究贴壁细胞的贴壁面的微细结构时，如观察"迁移体(migrasome)"或细胞之间的连接时，必须先固定，原位制备细胞，对细胞原位切片，这种情况可用 feica 膜或盖玻片爬片培养细胞，然后取出 feica 膜或盖玻片进行后续制样。原位包埋方法为：细胞培养于盖玻片(或膜)上，将盖玻片上的细胞用 2.5%戊二醛—多聚甲醛直接固定，保存于4℃冰箱中。盖玻片上的细胞常规程序脱水，进行顶扣包埋(将装满环氧树脂的胶囊倒扣在盖玻上的细胞上)。聚合后，轻巧分离盖玻片与带有单层细胞的环氧树脂胶囊。可用镊子直接掰下载玻片；或放在液氮中片刻，然后迅速放在水中，两者立即分开；或放在热水中片刻，迅速取出，用镊子将盖玻片掰下。单层细胞的超薄切片方法是超薄切片中最难的技术之一，实际工作中，很可能出现切片过厚、过薄、破碎，甚至不慎将单层细胞全部一刀切下，造成标本缺失。为确保刚好切到这一层细胞，应该采取如下措施：在修块时不修带有细胞的环氧树脂表面，只将侧面修成梯形即可。或切片时，校准好环氧树脂表面后即可进行切片，逐渐进刀，将切下的片子全部保留捞在铜网上，待染色观察。总之，这种切片技术难度较大，必须精细操作。

2.血细胞收集法

应用于血细胞样品制备。将已抗凝的全血离心分层（500 转/min，离心 10～20 min），用毛细吸管吸取所需的白细胞层血浆，再离心（2000 转/min）20 min，白细胞即沉集在离心管底，弃去上清，然后沿管壁慢慢加入 1～2 mL 固定液进行固定，对红细胞同样处理即可。由于血浆中含有血浆蛋白质等物质，经戊二醛固定后白细胞团即被凝集成块，用竹针沿管壁轻轻刮下细胞团块，修整后即可进行以后的处理。

3.琼脂预包埋法

细胞量少、单细胞或原代细胞或细菌等在刮取时容易散开的游离细胞，可用琼脂预包埋法收集。

（1）配制 2% 琼脂水溶液，加热完全溶解后，保持在 50℃；

（2）将固定后的游离细胞离心成团（2000 转/min，20～30 min）去上清液后在水浴中加热至 50℃。

（3）用热吸管将 1～2 mL 热琼脂（50℃）加入细胞团中，立即离心 2～5 min（4500～7500 转/min），注意离心管要套在 50℃ 热水溶液中离心，细胞即凝集于管底。

（4）将离心管置冰浴中使琼脂凝固后，再加 2 mL 70% 乙醇，再在冰浴中放置 1 小时，然后取出琼脂细胞块，修块后进行其他处理。

三、植物材料的取材

取材时先将植物组织切成薄片状，然后修成 1 mm³ 小块，放入固定液中。由于植物细胞有细胞壁和丰富的液泡会阻碍固定液的迅速渗入，且植物内部存有空气，常常使组织漂浮于固定液之上，而影响固定效果。因此，需要采取抽气体等措施使材料沉入固定液中。

第二节　固定

固定的目的是将细胞内各种生活物质(如各种细胞器以及大分子等)的结构保持生活时的状态,并且牢固地固定在它们原来所在的位置上,使其在以后的处理过程中不被溶解、抽取或移位;使组织适当硬化,便于样品的处理,如切片不变形,真实地保存细胞生活时的结构和状态,为电镜观察提供可靠的依据。理想的固定剂应迅速、完整地保存细胞的超微结构;能稳定各种结构成分,使之在后续处理过程中不被溶解或丢失;对细胞无损伤作用。固定的方法有物理固定法和化学固定法。前者是采用快速高温、冷冻或干燥等物理方法使细胞内物质在瞬间被定位固定下来。后者是采用化学试剂使细胞内物质凝固定位。这些化学试剂被称为固定剂。本节主要介绍化学固定法。

动物一旦心脏停止跳动,细胞由于缺氧和自身酶的释放,一系列"死后变化"随之出现,超微结构就会遭到破坏。要尽量避免"死后变化"的出现,除了取材动作要快外,还必须考虑到固定液的穿透速度、pH、渗透压等多方面的影响因素,认真选择好合适的固定液配方、合适的固定温度和固定时间。固定的温度一般主张低温(0℃~4℃),认为低温能抑制酶的活性,延迟细胞的自溶过程。但也有人认为低温下固定液的渗透速度必然减慢,故主张在室温下固定。固定的时间视组织块的密度、大小及固定液的穿透速度而定。一般是1~4小时(4℃)。固定液的pH通常调节到近中性(6.8~8.0),因为固定时细胞常常释放出氢氧离子,需用缓冲体系来消除。固定液的渗透压调节不合适也会引起细胞及细胞器收缩或膨胀,如高渗的戊二醛常引起细胞间隙和核周间隙扩大的人为假象。因此,最好使用与动物组织液相同的等渗溶液以维持溶质间适当的平衡。

一、几种常用的固定剂及其特征

电镜生物制样中常用的固定剂是锇酸、戊二醛和多聚甲醛,其次还有丙烯酸和高锰酸钾。下面分别作简介:

1. 锇酸(Osmium Tetroxide, OsO4)

锇酸又名四氧化锇,是淡黄色块状或针状结晶,溶在水中即变为过锇酸

（Perosmic acid，H_2OSO_5）的化合物。锇酸是一种强氧化剂，能与蛋白质化学结合形成交链而稳定蛋白质。因而对于蛋白质各种结构成分有良好的固定作用。它与不饱和脂肪酸链结合形成复合物，能很好地保存细胞的磷脂蛋白膜结构。它对糖类和核酸的保存作用差，但能很好地保存核蛋白。锇酸还具有"电子染色"作用。几乎能和细胞的所有化学成分结合。以其分子的高密度而产生良好的反差。由于锇酸的分子量较大，在组织和细胞内渗透力弱，扩散很慢，易导致组织固定不均匀。固定时间较长，一般需1~2小时（4℃）。但组织块长时间浸泡在锇酸溶液中会引起一些脂蛋白复合体的溶解和其他细胞成分的丢失，组织内部常常出观黑色小颗粒金属锇沉淀的人工假象即产生"锇黑"的小麻点。同时还可能使组织块变脆造成切片困难。锇酸还能与乙醇或醛类发生氧化还原反应而产生沉淀。因此，要严格控制锇酸固定的时间。组织块在锇酸固定前和固定后都必须用缓冲液或蒸馏水清洗干净。必须注意的是：锇酸的蒸汽有强烈刺激性，其毒性较强，其蒸汽对眼球角膜、鼻腔和口腔的黏膜都有毒性作用。故锇酸一般被密封在安瓿瓶内保存及运输，配制时应在通风柜中操作。

锇酸缺点总结如下：

①渗透能力较弱（0.1~0.3 mm/h）。

②组织长时间固定在锇酸中会引起一些脂蛋白复合物的溶解和其他细胞成分的丢失；组织内部出现黑色小颗粒金属锇沉淀（人工假象）；使组织变脆而影响切片。

③易挥发，对皮肤、呼吸道黏膜、角膜有伤害。

④见光或受热易氧化，故应保存于避光和阴凉处。

⑤锇酸液体变黑即不能使用。

2. 戊二醛（Glutaraldehyde，$C_5H_8O_2$）

戊二醛是目前使用较广的优良固定液。它对糖原、蛋白、糖蛋白、微管、内质网等有较好的固定作用，对组织穿透力强，固定速度快，被固定的组织块可在戊二醛中保存较长时间（数周甚至1~2个月）而不会引起任何超微结构的改变，适合临床标本及远距离取样送检。戊二醛能较好地保存蛋白质、多糖及核酸等，且对组织和细胞的穿透力比锇酸强，还能保存某些酶的活力。戊二醛的固定时间一般为30分钟至2小时，具体固定时间视标本大小、种类及质地而异。长时间的固定不会使组织变脆。但对脂类固定的效果较差，没有"电子染色"作用。商品戊二醛常为25%或50%浓度的水溶液，pH 4~5。使用时配制成1%~6%的不同浓度。长期暴露在日光下容易氧化或聚合。故应该以棕色瓶装好置冰箱内保存。过期的戊二醛常呈金黄色，会影响固定的效果，可在戊二醛内加适量的活性炭粉末，摇动约5分钟后过滤。重复2~3次后即可提高戊二醛的纯度，也可以用重蒸馏法进行纯化。组织块在戊二醛固定液内可以保存较长时间。但往往会增加髓样小体(myelin body)的出现。如果经戊二醛固定后再浸泡在含有蔗糖的冷磷酸缓冲液中，则可储存数月之久。

戊二醛固定液缺点：不能保存脂肪，没有电子染色作用；对细胞膜结构的显示较差，若在戊二醛固定液中加入适量浓度的鞣酸(tannic acid)，则会加强对膜、微管和微丝结构的固定作用。

为充分发挥戊二醛的固定效果及保证固定质量，必须注意戊二醛固定液的pH及储存温度，中性或碱性pH环境均能使戊二醛聚合，失去醛基。但是，pH太低，如降至3.5以下时，固定效果也会大幅降低。4℃或更低温度可保存稳定状态。戊二醛溶液随pH上升，其单体有聚合的趋势，溶液中可出现沉淀。另外，氧气对戊二醛溶液的影响较大，所以，无论是纯的还是与缓冲液混合的戊二醛，均应密封保存，浓度大的戊二醛溶液在室温下容易聚合成胶状，建议保存低于4%的戊二醛溶液较妥。配制戊二醛溶液时，应确保玻璃器皿及水的洁净，否则因某些杂质污染，可能产生白色沉淀。

由于锇酸与戊二醛两种固定剂各有其特点(表4-2)，因此，目前在电镜生物制样中普通采用戊二醛作前固定、锇酸作后固定的双重固定法。

表4-2　锇酸与戊二醛固定效果的比较

	对组织的渗透速度	对细胞物质的保存程度				
		蛋白质	核蛋白	脂质	糖原	核酸
锇酸	慢	好	很好	良好	很差	很差
戊二醛	快	尚好	很差	很差	很好	较好

3. 多聚甲醛（Paraformaldehyde）

多聚甲醛常用多聚甲醛粉配制。多聚甲醛是甲醛的一种聚合物。由于市售甲醛溶液经常含有作为保存剂的甲醇及存放一段时间后会形成甲酸。因此，电镜技术中常用多聚甲醛粉末配制成新鲜的甲醛溶液。甲醛的穿透速度快。许多种酶在甲醛固定后仍然保持其活性。因此，多聚甲醛往往用作电镜细胞化学研究中的固定剂。

4. 丙烯醛（Acrolein，C_3H_4O）

丙烯醛为单醛，是一种有刺激性的油状液体。为穿透力很强的醛类固定剂，适宜于固定一些较大的器官或者一些较致密的组织。丙烯醛与戊二醛混合液可较好保存微管。丙烯醛对酶有变性作用。其溶液不稳定，必须在使用前临时配制。丙烯醛易燃，是危险化学品，对呼吸道、皮肤有强烈刺激性。

5. 高锰酸钾（Potassium permanganate，$KMnO_4$）

高锰酸钾是一种强氧化剂，有时也用作生物样品的固定剂。它的特点是对磷脂蛋白固定特别好，适合于膜结构的研究，多用于固定神经组织和植物的叶绿体，但对细胞的其他成分保存不好。通常采用 3% 高锰酸钾溶液在 4℃ 固定 2 h，用缓冲液漂洗几次后过夜，然后按常规步骤脱水，后续一般不需要用锇酸后固定。

6. 甲醛（Formaldehyde，HCHO）

甲醛是醛类固定剂中最简单的单醛。甲醛多用于光镜技术，也部分用于电镜技术。一般用 40% 中性福尔马林溶液配制。配制 10% 甲醛固定液时取市售 40% 福尔马林液 10 mL 加水 90 mL 配成（实际甲醛含量为 4%）。注意市售福尔马林含有甲醇，其可损伤超微结构，应做预处理。甲醛的优点是渗透力强、固定迅速、价格低廉，但可以使某些物质流失而出现空洞现象，因此一般不单独使用，仅作为戊二醛或锇酸的前固定。固定时间一般为 30 分钟至 2 小时。穿透速度快，固定迅速，许多种酶在甲醛固定后仍然保持其活性。故多用于电镜细胞化学研究或快速固定。但对细胞精细结构的保存不如戊二醛。可将二者联合使用。

7. 多聚甲醛-戊二醛混合固定液

固定的标本既适合做光镜检测也可作电镜观察。

二、配制固定液的载体——缓冲液的选择

电镜生物样品制备中的固定液和漂洗液常用缓冲液配制，以调整其 pH 和渗透压。不同缓冲液配制的固定液对细胞超微结构的保存结果也不一样（见表4-3），必须根据不同的组织和不同的研究目的进行选择。

电镜室常用缓冲液、固定液和漂洗液的配方详见附录。

表4-3　多聚甲醛固定液不同缓冲液和温度的细胞学效果比较

温度 缓冲液 细胞器		Cacodylate（二甲砷酸盐）		Phosphate（磷酸盐）	
		4℃	室温	4℃	室温
膜		好	好	好	好
核	染色质聚集	周围	周围	周围	周围
	染色质密度	中等	中等	致密	致密
	周围染色质颗粒	存在	存在	存在	存在
	核周间隙	增宽	无	轻微增宽	无
线粒体		好，但有一些斑点基质不规则	好	很好	很好
内质网肿胀		轻微	无	无	无
细胞基质		从致密颗粒到不规则斑点变化	被抽提一些	致密均匀	致密均匀
颗粒的保存	中性粒细胞	不好	中等或好	很好	很好
	嗜碱性细胞	不好	不好	不好	不好
	嗜酸性细胞	很好	好	很好	很好
	血小板	好	好	很好	很好

（引自 Carson etal 1972）

三、固定方法

电镜需要观察的标本各种各样,千差万别,如有人及动物的组织、细胞,有微生物与寄生虫,有植物及生物合成材料等。因此,固定的方法也要因样制宜。常用固定方法如下:

1.浸泡固定法(immersion fixation)

将固定液盛在干净的青霉素瓶内,然后将取好的组织块浸泡在固定液里,固定液的量一般为组织块体积的40倍。浸泡固定存在某些不足,如缺血、缺氧和死后改变可引起组织形态改变;组织外表面的固定可阻碍固定液进一步渗入;由于戊二醛及锇酸的渗透力有限,常常使组织中心部位得不到充分固定。但浸泡固定操作简单方便,且多数情况下,方便还要同时取新鲜标本它用的实验。若能严格把握取材方法,如尽可能迅速低温条件下取材,剪下的组织块尽可能小体积,并尽可能迅速地放入固定液中,也能获得较好的固定效果。故许多研究者仍采取这种固定方式。具体为:将动物麻醉或急性处死,解剖所需器官,在正确的解剖位置,用锋利、洁净的剪刀或手术刀片取下小块组织,放入预冷的2.5%戊二醛固定液中,或放入1%~2%多聚甲醛与2.5%戊二醛混合固定液内。待组织稍硬后,用锋利的双面刀片再将组织切成1 mm×1 mm×3 mm长条,而后切成小于1 mm³小块并放入固定液中,室温固定1~2 h。所用固定液量至少是组织体积的5倍。

2.灌注固定法(perfusion fixation)

通过血管灌注适量固定剂,能迅速及时地在原位固定细胞组织,减少离体死亡后缺氧导致的自溶变化,可使组织得到快速、均匀而充分的固定,结构形态变化最小。适用于取材修块困难的柔软组织或难以浸透、死后变化快的组织,如脑组织、视网膜、肾脏等。通常用2%多聚甲醛—2.5%戊二醛混合液作为灌注固定液。其固定方法如下:

(1)固定程序:

A.将固定液装入灌流瓶中,接好导管和针头(视动物大小选用针头,并将针尖磨钝)。

B. 将动物固定在手术台上，胸部朝上。

C. 用巴比妥系麻醉剂腹腔注射麻醉动物（大白鼠剂量为 30 mg/kg，约 10 分钟即奏效）。

D. 切开胸壁左侧方，打开胸腔，暴露心脏，切开心包膜。

E. 在心尖处开一小孔。立即将灌注针头插入左心室，并小心地向上插入主动脉弓内 2~3 mm，用止血钳在心尖处将针头夹住固定住。

F. 立即在右心房切一小口放血。并放开灌流导管夹，开始灌注固定液。灌流时的压力以能使固定液通畅流出为度（可在导管中串连一水银压力表，以 90~100 mm/Hg 的压力为佳）。

G. 灌注完后，将动物放置 1~3 小时，然后将头骨侧面开一窗口，将头取下连同头骨放入新鲜固定液内，置冰箱中继续固定过夜（可存放一星期）。

H. 将头骨打开，取出脑组织，切取所需部位，修成 1 mm×1 mm×5 mm 小块，浸洗后进行 OsO_4 后固定，脱水和包埋。

（2）判断固定效果的症状如下：

①灌流一开始，动物发生全身痉挛；

②眼球由红变黄，颈部变硬，肝脏色变淡；

③打开颅骨以后，大小脑变为均匀黄色，看不见充血颜色的血管，说明灌流成功。

（3）关于灌流固定液量的计算：以动物体重 1000 mL/kg 计算。

四、影响固定的因素

影响组织固定的因素很多，主要是固定液的种类和样品的性质，前面已经介绍。除此之外，还有固定液的渗透率、固定液的浓度与 pH、固定时的温度与时间等，更关键的是组织块的大小，通常组织固定不好的原因，多为组织块偏大或是延迟了组织放入固定液的时间。一定牢记：只有组织块较小才能得到快速均匀的固定。一般来讲，组织块表层固定效果较好，但表层易发生机械损伤。组织中心虽无机械损伤，但往往固定效果不够好。所以，取材时应尽可能将组织块切小，使组织表层及中心部位均得到良好固定。对于表层机械损伤，可以在修块定位时修去一薄层表面的组织，防止人工假象产生。

第三节　漂洗和脱水

一、漂洗

组织块固定后,必须彻底洗净固定液的残余。特别是采用戊二醛—锇酸双固定的组织块,要力求将戊二醛洗净后再浸入锇酸液中,否则残留的、多余的及结合不牢固的戊二醛将与锇酸反应产生细小而致密的锇沉淀颗粒。漂洗液一般采用同系列的缓冲液,例如若用戊二醛固定,则用含蔗糖的磷酸缓冲液漂洗。要尽量保持漂洗液的 pH、克分子浓度和渗透压与固定液一致,防止细胞物质在漂洗过程中受到破坏和丢失。漂洗的时间视组织块的大小和固定时间的长短而定,一般漂洗 0.5 ~ 2 小时(4℃)。中间换液数次。如组织块在戊二醛中浸泡的时间延长,漂洗的时间亦需相应延长,可 4℃ 漂洗过夜,也可以加大漂洗液的量。漂洗必须充分,以清除残留在组织内部的固定液,减少固定液与脱水剂之间的反应,避免沉淀物干扰样品的超微结构。

二、脱水

固定及漂洗后的组织含有游离水,彻底清除游离水的过程称为“脱水”。脱水目的是为保证包埋介质完全渗入组织及细胞内部,必须事先将组织内的水分驱除干净,即用一种和水及包埋剂均能相混溶的液体来取代水。电镜生物样品所用的包埋剂,一般是非水溶性的。因此,在固定之后要经过脱水,包埋剂才能浸入组织和细胞内。最常用的脱水剂有乙醇、丙酮和环氧丙烷等。有些细胞成分经固定以后,在脱水过程中仍有可能披抽提,如脂质常在高浓度的乙醇和丙酮中被抽提。因此,要严格控制脱水的温度(4℃)和时间。急骤的脱水会引起细胞的收缩,故脱水应逐步进行。一般的脱水程序为(以丙酮为例):将组织块依次浸入 50 ~ 70 ~ 90 ~ 100% 丙酮中,每步更换新液一次。每次 10 ~ 15 分钟,在室温或 4℃ 进行。游离细胞可适当缩短脱水时间,组织在 70% 丙酮内可延长时间或过夜。市售丙酮需要用吸水剂(无水 $CuSO_4$ 或无水 Na_2SO_4)去水后才能作无水丙酮用。

注意事项:脱水要彻底;过度的脱水不仅引起更多物质的抽提,且会使样品发硬,造成切片困难;更换液体时动作要迅速,不能让样品干燥,否则样品内易产生小气泡。100% 阶段脱水时,要注意环境干燥,当空气湿度过大时,宜在干燥箱中操作以免脱水不彻底。如果脱水不彻底,后续包埋剂难以渗入,会导致样品内出现空白区域或空洞。

第四节　浸泡与包埋

浸泡目的是利用包埋剂渗透到组织内部取代脱水剂(丙酮等),使细胞内外空隙被包埋剂填充。浸泡液是不同比例的包埋剂与脱水剂的混合液,比例及浸泡时间长短应根据不同样品和包埋剂的特性确定。通常,细菌、植物或某些结构致密组织需较长时间浸泡。浸泡时,若将盛放浸泡液和组织的容器在搅拌器上转动,浸泡效果会更好。

包埋就是利用一种既能渗透进入组织和细胞内,又能在一定条件下(加温或红外线照射)聚合成软硬度适当的固体的过程。包埋液作为介质,将生物组织块浸透、包埋起来,使其具有足够的硬度能被切割成超薄切片。首先,将浸泡好的组织放在盛有包埋剂的平板孔中或胶囊中。然后,通过聚合将组织固定在凝固的包埋剂中,得到样品包埋块,以便后续修块、切片。注意,包埋块的硬度可影响超薄切片质量。若包埋块偏软,会出现指纹样细小的颤纹,影响结构观察;若包埋块偏硬,易损伤切片刀的刀刃,且切片厚薄不一或无法连续切片。理想的包埋介质要求具有以下特性:①不与细胞成分起反应,很少抽提细胞内容物;②能与脱水试剂(醇、丙酮等)完全互溶;③聚合前呈黏度较低的液体,易渗透进入细胞内;④聚合均匀且体积变化小,不引起样品收缩,组织不变形;⑤容易切片;⑥不影响样品的重金属染色;⑦在电子束的轰击下热稳定性能好;⑧在电镜下不显示任何微细结构。包埋介质通常由树脂、硬化剂、增塑剂及催化剂 4 种试剂按一定比例配制而成。电镜常用的包埋介质有:甲基丙烯酸酯、环氧树脂及聚酯树脂。其中普遍常用的是环氧树脂 618 和 812,下面将它们的性状作一介绍,各实验室可根据实验室条件、试剂和要求进行选择。

一、常用的包埋介质和性状

1. 环氧树脂（Epoxy resin）

环氧树脂是含有环氧基的高分子化合物的总称，种类较多。由 Maale 和 Birch-Andersen 于 1956 年首次使用。其优点是聚合均匀、收缩率小，不易生成气泡，镜下切片稳定，但黏稠度高、渗透慢、薄切困难、反差低。用作电镜包埋介质的分两种类型，二酚基丙烷型和甘油基脂肪族型环氧树脂，一般结构式如图 4-2。

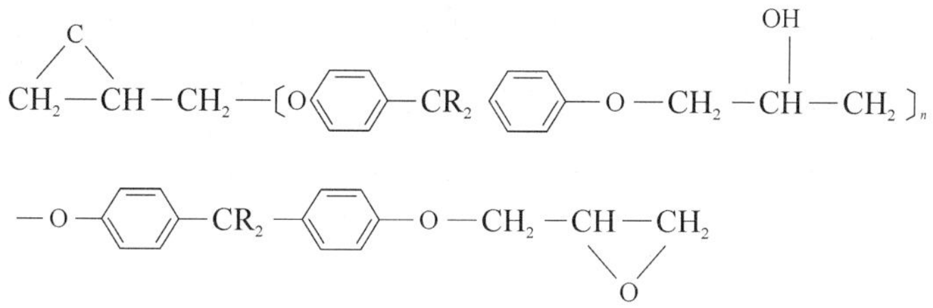

$$CH_2-CH-CH_2-\text{[}O\text{〈〉}-CR_2-\text{〈〉}-O-CH_2-CH-CH_2\text{]}_n$$

$$-O-\text{〈〉}-CR_2-\text{〈〉}-O-CH_2-CH-CH_2$$

图 4-2　环氧树脂的分子结构式

目前，国产环氧树脂可作电镜包埋介质的有 618、650 等，进口的有 Epon812、815、Aralditecy 212 等。环氧树脂具有吸湿性强的特点，必须放干燥器内保存，使用时全程严格防潮。

（1）环氧树脂 618：系二酚基丙烷型树脂，为淡琥珀色黏稠液体，黏度 1763 厘泊，环氧值 0.4~0.54 当量/100 克（上海树脂厂有此产品）。

（2）Epon 812：系一种甘油基脂肪族型树脂（Glycerolbased aliphatic epoxy resin），黏度 150~210 厘泊（25℃），吸湿性强，有毒性，操作时要注意环境湿度和防护。

（3）Aralditecy 212：系甘油基脂肪族型树脂，黏度 1300~1650 厘泊（25℃）。

2. 甲基丙烯酸酯

甲基丙烯酸酯包括甲脂和丁脂，是电镜技术早期阶段较为通用的包埋介质，由于它包埋后的切片对电子轰击的耐受性低及容易引起细胞结构变形等严重缺点，故目前已不常使用。

3. 硬化剂和加速剂(Hardeners and Accelerators)

环氧树脂的聚合特性主要是由它的化学交联性质所决定。聚合环氧树脂交联的主要反应有三种类型：①环氧基—环氧基交联；②环氧基—羟基交联；③环氧基—熟化剂交联，环氧树脂加入熟化剂后能从热塑状态转变为硬的热固固体。熟化剂基本上分两种类型即交联剂(固化剂)和催化剂(加速剂)。交联剂直接参与聚合反应并被吸收进树脂链中，催化剂的作用则只促进环氧基—环氧基或者环氧基—羟基反应，它本身并不用作交联剂。常用的固化剂有 DDSA、MNA，加速剂有 DMP-30 等。

(1) DDSA，正名十二碳烯基丁二酸酐(Dodecenyl Succinic anhydride, $C_{12}H_{23}CHCHCOOOCCH_2$)，为微黄色的黏稠液体，黏度 290 厘泊(25℃)，易吸湿，对皮肤有毒性作用，需干燥保藏，使用时注意防护。

(2) MNA：正名甲基内次甲基四氢苯二甲基酸酐(又名 MNA 酸酐或 NMA，Methyl nadic anhydride or nadic methyl anhydride)，微黄色液体，黏度 175~275 厘泊(25℃)，与高锰酸钾有反应，使用时要注意。

(3) 催化剂 DMP-30：正名 2，4，6-三(二甲基苯胺)苯酚[2.4.6-trl(dimethylamino methyl)phenol，商品名 DY 064]，微黄色液体，需干燥保存，但长期保存易变质。

4. 增塑剂

为了调整包埋块的韧性，有些包埋配方还可加入一定比例的增塑剂，如 DBP 等。DBP 正名邻苯二甲酸二丁酯[Dibutyl-o-phthalate，$C_6H_4(COOC_4H_9)_2 = 278.35$]，呈难挥发的微黄色油状液体。

二、常用的几种包埋液配制方法

1. 环氧树脂 618 包埋液配方

各实验室的配法不一，可根据本实验室条件摸索。现将环氧树脂 618 包埋液几种配方介绍如下(表 4-4)：

表 4-4　环氧树脂 618 包埋液配方表　　　　　　　　　　　　单位：毫升或克

	常规配方	本室配方
618	6	6
DBP	0.5~0.8	0.7
DDSA	4	6
DMP-30	0.1~0.2	0.1

　　配制方法（本室配方为例）：先将 618 置温箱内（40℃~50℃）加热使其变稀。依次量取 618、DBP、DDSA 于一带塞量筒内，塞好量筒塞，反复倒转摇动 15~20 分钟，然后加入 DMP-30 摇动 10 分钟，使之充分混匀，置于干燥器内（37℃），待气泡溢出后即可使用。摇动过程中幅度不宜过大，防止产生大的气泡。

2. Epon 812 包埋液配方

　　Epon 812 的配方甚多，可按表 4-5 的比例进行调整。我室经反复实验后，采用表 4-6 配方包埋一般动物器官组织均取得满意的切片效果，对含结缔组织较多的样品块，可适当增加 MNA 的比例。

表 4-5　DDSA/MNA 对硬度的影响（Luqt 1961）

	（mL）	（mL）	（mL）	（mL）	（mL）
混合物 A	10	7	5	3	0
混合物 B	0	3	5	7	10
DMP-30	0.15	0.15	0.15	0.15	0.15

混合物 A：	Epon812	62 mL	DDSA	100 mL
混合物 B：	Epon812	100 mL	MNA	89 mL

表 4-6　我室常用 Epon 812 包埋液配方表

Epon812	21 mL
DDSA	20 mL
MNA	9 mL
DMP-30	0.7 mL
合计	50 mL

表 4-7 配 10 mL 总体积配方系我室曾庆善、吴晓英老师总结的针对不同类型切片刀的配方。左侧为玻璃刀、右侧硬度适合钻石刀切片。前三种同时加入摇匀后于干燥器内,包埋前再临时加 DMP-30。

表 4-7　不同种类切片刀的 Epon 812 包埋液配方表(10 mL)

总体积 10 mL	玻璃刀(mL)	钻石刀(mL)
812	4.2	4.2
DDSA	4.0	3.8
MNA	1.8	2.0
DMP-30	0.6	0.6

配制方法:812 吸湿性强,配制时要严格控制环境湿度(≤70%相对湿度)和所用容器的干燥程度,依次量取 812、DDSA、MNA 入具塞量筒内,塞好量筒塞反复倒转摇动约 10 分钟,加入 DMP-30 后再摇动约 10 分钟,使之充分混匀,放入干燥器内备用。见表 4-8 为 Epon812 和 Araldite 混合包埋液(Mollenhauer 1964)配方。

表 4-8　Epon812 和 Araldite 混合包埋液配方表

Epon 812	25 mL
Araldite CY 212	15 mL
DDSA	55 mL
DBP	2~4 mL

该配方具有图像反差高、组织保存好等优点，主要用于植物组织的包埋，对动物组织也能得到良好的包埋效果，配制方法同 812 包埋液。

3. Spurr 包埋剂

Spurr 包埋剂黏度低，可以较好地浸泡有细胞壁的植物细胞、细菌或脂肪含量高的内胚乳及高度液泡化的果实。

包埋剂配制注意事项：包埋剂有特殊刺激性气味，操作时必须戴手套，配制在通风柜或生物安全柜中进行。皮肤不小心接触时，应立即用流水或肥皂水清洗。配制包埋剂时，每加一种试剂均应搅拌均匀，搅拌动作不应过快，以免产生气泡。试剂加好后再摇匀、搅拌 15~30 min。配制好的包埋剂需要静置一段时间或放入低温干燥箱数分钟，以排除微小气泡。然后用封口膜密封容器口，防止吸入潮气和空气中的水分。用来配包埋剂的容器，通常是有刻度的、有瓶塞的量筒，用前洗净烘干。盛过包埋剂的容器应及时清洗。先用质地柔软的纸张将包埋剂擦干净，然后依次用丙酮或酒精、洗涤剂和蒸馏水将容器冲洗干净，最后放入烤箱中烘干、备用。没有用完的剩余包埋剂应密封，并储存-20℃冰箱中，以延长其使用时间。长时间储存冰箱中包埋剂也会发生固化而失效。储存过程中防潮。

三、常规包埋方法

电镜生物样品的包埋一般要经过浸泡和聚合两个步骤。

1. 浸泡（又称浸透）

将脱水完全的样品块浸入脱水剂（无水丙酮）与包埋液的等量混合液中，置干燥器内 12~24 h（室温），然后要将组织移入纯包埋液内 2~4 h（室温），组织内即全部浸透了纯树脂包埋液。组织块自无水丙酮取出后，要立即浸入包埋混合液中，因为丙酮挥发快，组织块干燥后会造成细胞结构的破坏。树脂浸透时，室内湿度不能太大，脱水剂纯度要高，组织块体积适度，否则，脱水不彻底，包埋剂不能充分浸透入组织，会导致聚合不良。浸泡也可以在 37℃、45℃烤箱分段进行，时间可以相应缩短。

2.聚合

环氧树脂由液体变为固体有一个聚合过程，聚合过程中会使用不同的包埋板（图4-3）。在60℃的环境温度下，一般要12~24小时才能完成聚合。在组织块进行包埋聚合时，需事先将乳胶包埋板和编号标签纸置60℃烤箱内烘烤10分钟，然后将纯树脂包埋液倒满乳胶包埋板上的包埋孔（包埋剂不可太满或太少，液面稍高于孔槽边缘，但不溢出为宜），用牙签将浸透过的组织块移入包埋孔槽的一端，逐一插入编号标签纸，将包埋板移至40℃烤箱12~24 h，再移入60℃烤箱12~24 h，此时，包埋液完全聚合，形成固体包埋块。冷却后，将块沿一端轻轻剥离包埋板，如图4-4所示。然后进行后续修块。

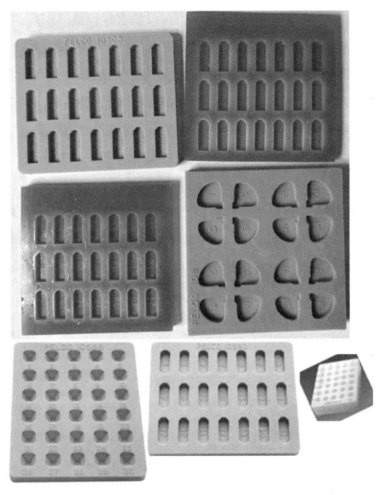

图4-3　不同形状及规格的包埋板

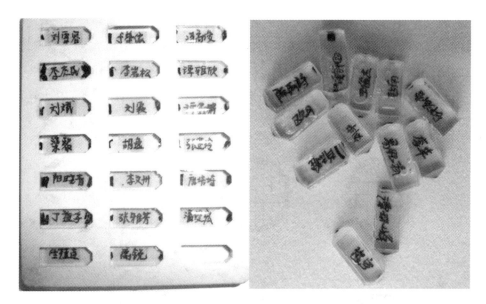

图 4-4　已聚合的包埋块（左）及已修整的块（右）

第五节　超薄切片

超薄切片是透射电镜生物样品制备中一项最基本的技术，影响切片质量的因素也比较多，要想切出理想的超薄切片，需要有一个反复实践和熟练的过程，现将其基本操作程序介绍如下：

一、切片前的准备

1. 载网准备

常规切片载网为铜网，组织化学用镍网、金网、铂网。载网的直径一般为 3 mm（由电镜型号决定）。载网的孔常为圆孔或方孔，孔数和目数随样品不同而多样（图 4-5）。一般组织的超薄切片使用 200 目的载网，有无支持膜均可使用。

2. 铜网清洗

超薄切片需要用载网和支持膜作为支架才能插入电镜中进行观察。铜网是最常用的载网。铜网的直径一般为 3 mm，孔形和目数随样品不同而多样，根据网孔的密度、大小及形状，铜网具有不同的型号。一般组织的超薄切片使用 200 目铜网（圆孔或方孔）（图 4-5）。

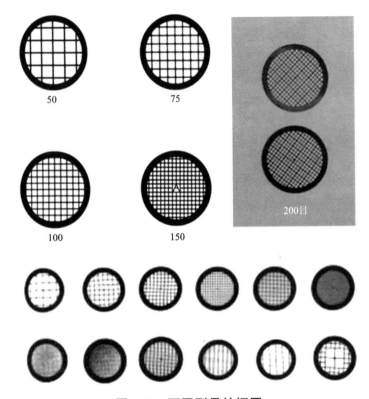

图 4-5　不同型号的铜网

新购铜网用 100% 乙醇清洗 2～3 次烤干后即可使用。使用过的旧铜网上附有支持膜和切片，则需经过下列方法进行清洗：

（1）硫酸清洗法：将用过的铜网收集在一个锥形小烧瓶内，倒入约 10 mL 浓硫酸。立即摇动烧瓶直至铜网表面发亮（约半分钟）迅速倒去硫酸，用流水反复洗去硫酸，蒸馏水刷洗后倒在一个铺有干净滤纸的培养皿内，置 60℃ 烤干备用。此法对铜网的腐蚀性比较强，只适用于因氧化而变黑的旧铜网的清洗。对于较新而没有氧化变黑的铜网则用超声波清洗法进行清洗。

（2）超声波清洗法：将用过的铜网浸泡在氯仿（或丙酮）中，用超声波清洗5~10 min。更换新氯仿，反复超声处理2~3次后。最后用乙醇、蒸馏水刷洗后烤干备用。

3.支持膜制备方法

铜网清洗、烤干后即可用于捞或粘超薄切片。但对于使用200目以下的大孔铜网或超薄切片的面积太小时则需在铜网面上制备一薄层（厚度<200 Å）电子透明无结构的支持膜。支持膜因材质不同分为火棉胶膜、Formvar膜、碳膜。常用的支持膜为Formvar膜（聚乙烯醇缩甲醛，Polyvinyl formal，PVF），配制方法如下：

（1）配制0.2%~0.3%PVF氯仿（或纯二氯乙稀、二氧六环）溶液，盛于一个250 mL广口试剂瓶内，塞紧瓶塞置冰箱内保存备用；或Formvar粉剂0.3 g溶解于三氯甲烷100 mL中，充分溶解，冰箱冷藏备用。

（2）制膜时将PVF溶液恢复至室温，用一清洁干燥的玻璃条（长约150 mm，宽约25 mm）插入PVF液内，静置数秒钟后垂直提起玻璃条，使玻璃条离开PVF液面并在玻璃瓶内稍停片刻，然后取出自然干燥，此时玻璃条上覆盖一薄层PVF膜。

（3）用手术刀尖沿膜的四周划一长方形划痕（约2 cm×4 cm）。

（4）将玻璃条垂直（或稍倾斜）慢慢插入清洁的水面内，划痕框内的PVF膜即从玻璃条上剥落浮于水面上（在日光灯的反射下呈灰色的膜厚度比较适合，呈紫红或紫蓝色的膜过厚，不能用）。

（5）将干净铜网逐个排列于膜上。然后剪一略大于膜面积的干净滤纸块。覆盖于载铜网膜上，待滤纸周边刚湿立即捞出水面，载网膜即紧贴在滤纸上，置烤箱（40℃）或干燥器内干燥备用（图4-6）。

4.玻璃刀及刀槽制备方法

超薄切片的刀具有玻璃刀和钻石刀两种。由于钻石刀价格昂贵，所以常用玻璃刀进行切片，玻璃刀一般用制刀机制成，具体制作方法见制刀机说明书（如瑞典LKB Knife Maker 7800、LEICA EM KMR3）。用以制备玻璃刀的玻璃质量必须满足要求，应选用厚度5~6 mm的淡黄色或淡绿色、不含杂质与气泡的硬质玻璃。将玻璃条从盒中取出，裁成二段清洗干净。然后按图的顺序制备玻璃刀（图4-7）。玻璃刀制成后，要在解剖镜或超薄切片机上进行仔细的检查和挑选。检查的方法可参阅超薄切片机的使用说明书。注意观察玻璃刀的韧线，使用韧线部位切片。

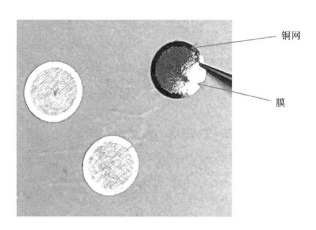

铜网

膜

图 4-6 铜网支撑膜示意图

玻璃刀的刀刃部位要防止任何东西触及，以免损坏刀刃。小心手持刀身，以免伤手。刀刃在空气中暴露的时间太久变钝，故每次不要制刀太多，最好随做随用。制备良好的玻璃刀可见韧线呈圆滑的抛物线。

玻璃刀制好及检查后，挑出合格的刀槽，制备切片槽时要注意槽边与刀刃平齐，并用熔化的石蜡将槽与刀接触处封严，防止槽漏水(图 4-8)或用塑料船夹卡在刀的两侧，再用石蜡封住下方缺口及侧沿(图 4-9)。

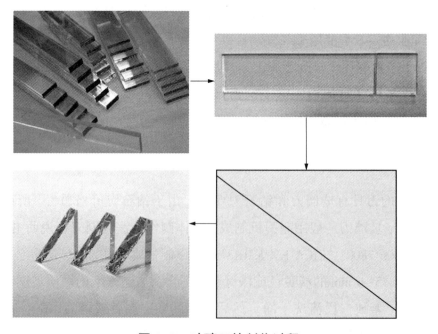

图 4-7 玻璃刀的制作过程

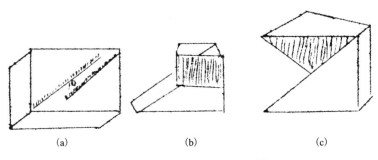

(a)　　　　　　　(b)　　　　　　　(c)

图4-8　胶带纸制作玻璃刀刀槽

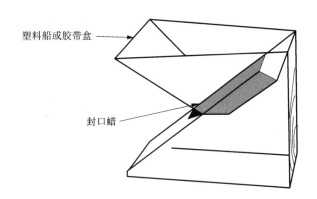

塑料船或胶带盒

封口蜡

图4-9　塑料船粘制玻璃刀刀槽

5.包埋块修整

包埋块修整的好坏与否与超薄切片的质量关系密切。超薄切片前,需要对包埋块进行修整。削去多余的包埋介质和组织,让待观察的部位露出在包埋块的尖端(如图4-10),以便进行切片。修整的方法有手工修整法和组织修块机修整法。但手工修整的包埋法不能准确定位。目前大多使用组织修块机修块,操作简便、快速,效果良好,其方法详见仪器操作说明书。

6.半薄片的制作方法

为了对样品块进行准确的定位,须在修块机上切出半薄切片在光镜下进行观察,其方法如下:

(1)将包埋块尖端粗略地修成梯形,并削去一个角作为方位标记。

(2)切0.5~4 μm厚的切片移至涂有甘油蛋白的载玻片水滴上。在酒精灯上加

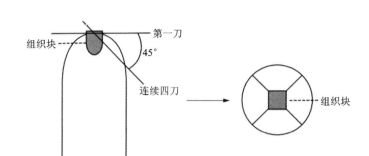

图 4-10　修整组织块,暴露待观察的部位或结构,暴露面大小为 0.3 mm×0.4 mm

热展平切片,吸去多余的水分。烤干后贴片进行染色和观察,下面简略介绍半薄切片的染色方法:

①亚甲兰染色法:配制 1% 亚甲兰水溶液和 1% 硼砂水溶液(pH 9.0)备用。

在切片上滴一滴亚甲兰液和 2 滴硼砂液,移至酒精灯上加热 2~3 秒,冷却后再用蒸馏水洗净,甘油封片后即可在光镜下观察。(如染色过深,可滴数滴 95% 乙醇进行分色。)

②甲苯胺兰染色法:染液配制见表 4-9。

表 4-9　甲苯胺兰染液配制

甲苯胺兰	1 g
四硼酸钠	1 g
蒸馏水	100 mL

完全溶解后过滤待用,染色方法同亚甲兰染色法。

③简易快速多色染色法(Seto and ahamoto 1973)染液配制见表 4-10。

表 4-10　简易快速多色染色法染液配制

磷酸二氢钠(NaH_2PO_4)	0.5 g
碱性复红	0.25 g
亚甲兰	0.2 g

将上述试剂溶于 15 mL 0.5% 硼酸水溶液中,不断搅拌后加 70 mL 蒸馏水和 10 mL 0.72% NaOH 溶液,pH 6.8,可置室温保存备用。

滴一滴染液于切片上,加热(45℃±)4~5 min,蒸馏水洗去染料,甘油封片后观察。

④姬姆萨染色法(Giemsa's):原液配制见表 4-11。

表 4-11　原液配制

Giemsa's 粉末	0.38 g
甲醇	37.5 mL
甘油	12.5 mL

混均后塞紧瓶塞,置 37℃ 温箱 48 h 即为原液。

Giemsa's 原液+磷缓(pH 7.0)1:9 稀释后即为染色液。滴一滴染液于切片上,酒精灯上加热数秒钟(切勿煮沸),滤纸吸去染液,蒸馏水洗净,甘油封片后即可观察。姬姆染色法对血细胞和骨髓细胞染色效果很好。

⑤天青、美兰混合染色:先配制 A、B 母液。A 液:1% 美蓝(Methylane blue),用预先准备的 1% 四硼酸二钠配制;B 液:1% 天青Ⅱ(AzurⅡ)用蒸馏水配制。染色前根据所需用量,将 A、B 两液按 1:1 的比例等量混匀过滤即可使用。A、B 母液可以长期保存。

7. 脱树脂方法

当半薄切片需要进行 HE 或其他方法染色时,需脱去树脂才能染色,其方法如下:

(1)二甲苯浸泡法:切片置二甲苯中浸泡 12~24 h,经梯度乙醇去苯至蒸馏水中,然后即可进行染色。

(2)氢氧化钠溶液浸泡法:切片置 1%NaOH 无水乙醇溶液中浸泡过夜,自来水洗净后即可进行染色。

(3)氢氧化钾溶液浸泡法:用无水乙醇配制 KOH 饱和液,过夜后呈黄棕色即可使用。将切片浸入此液 10~15 min,用乙醇洗数次,将 KOH 洗净后即可进行染色。

8.半薄片的意义

通常,生物样品普通石蜡切片厚度为 2~5 μm,其观察深度远比超薄切片为大,即石蜡切片和超薄切片之间不仅有观察范围大小的区别,也有观察厚度的显著差异。在超薄切片之前,需要将聚合的包埋块(机器或手工)修成金字塔状,四周坡度约30°,去掉多余的包埋介质使组织暴露于标本的表面,然后制作厚度约为 1 μm 的半薄切片,经美兰或甲苯胺蓝染色后,光镜观察及定位,即所谓"光电镜结合"。染色良好的半薄切片至少有如下作用:一是为超薄切片定位,以选取电镜下需观察部位;二是供光镜下观察标本的整体面貌,如图 4-11-a 可见 3 个肾小球状况,根据病变选取其中 2 个保留下来做超薄切片;三是制作半薄切片的材料和技术流程差异,其中某些组织成分得以较好保存和显示,且半薄切片又较普通石蜡切片薄,可检见通常在石蜡切片中难以检见的形态结构或成分,有利于诊断如图 4-11-b 示肝脏标本有大小不一的黄色脂滴。脂滴在石蜡切片中不可见,而在环氧树脂的半薄切片中清晰可见。选定位置后精修成小梯形,面积约为 0.3 mm×0.4 mm。

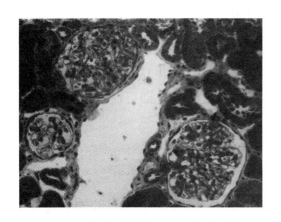

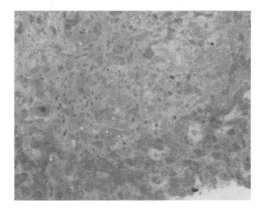

4-11-a　供光镜观察标本的整体面貌、选取超薄切片部位　×400

图 4-11-b　检见通常在石蜡切片中难以检见的脂滴　×400

二、超薄切片

1.超薄切片机的原理

超薄切片机分为机械推进式和热腾胀式两类。前者是微动螺旋及微动杠杆提

供微小推进(图 4-12 Leica UC7)。后者热膨胀式进给机构是利用样品臂杆加热膨
胀所产生的微小的长度变化来提供进给的(图 4-13 LKB)。

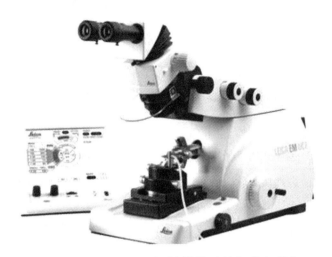

图 4-12　Leica UC7 机械微推动的超薄切片机

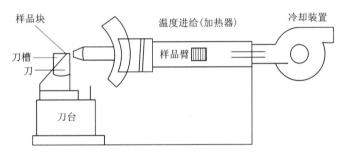

图 4-13　热膨胀式切片机原理示意图

2. 切片过程中的主要故障及排除方法

各种型号切片机的操作程序仪器说明书上都有详细介绍,这里主要讨论切片
过程中的主要故障及排除方法(表 4-12)。

表 4-12　切片过程中主要故障及排除方法

故障	可能原因	方法
1. 切片厚度不一	(1)样品头或切片刀安装不好； (2)包埋块聚合不好	(1)检查样品头和刀是否紧固装好； (2)将包埋块置60℃烘烤1~2 h或换包埋块
2. 切片破裂	包里介质配方搞错或浸泡不好，聚合不均	重新包埋
3. 刀痕	(1)刀刃有锯齿； (2)包埋介质不干净	(1)调整刀刃部位或换新刀； (2)重新修块将硬物修去
4. 切片皱缩不平	(1)包埋块太软； (2)水槽液面未平刀刃； (3)样品面积太大； (4)脱水剂不纯等导致树脂浸透不均	(1)将包埋块置60℃烘烤1~2 h； (2)调整水槽液面； (3)重新修块； (4)烘烤或重新制样
5. 颤纹	(1)包埋块太硬或太软； (2)切速太快或太慢	(1)调整配方重新包埋； (2)调整切速； (3)烘烤包埋块
6. 样品块带走切片或粘水	(1)槽液面太高； (2)玻璃刀倾角度太小	(1)降低槽液面； (2)调整倾角

3. 切片厚度的判断方法

目前还没有准确的方法来测量超薄切片的实际厚度。当切片浮在刀槽水面上时，由于光的干涉作用，切片常呈现各种干涉颜色，这些颜色就直接反映切片的厚度(表 4-13)。一般以银色和金色范围比较合适，太薄反差小，过厚会影响分辨率以至丧失很多微细结构(图 4-14)。

表 4-13　干涉色代表的切片厚度

切片颜色	厚　　度
暗灰色	<40 nm
灰　色	40~50 nm
银白色	50~60 nm
金　色	60~70 nm
黄　色	70~90 nm
紫　色	90~150nm

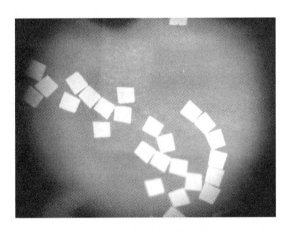

图 4-14　超薄切片颜色与厚度判断　×4 倍

4. 捞片

　　组织块在切片过程中，总是要受到一定的压缩，使原有面积变小。因此，切片后，最好不要立即将切片捞起，让它浮在水面恢复一些原有的宽度后再进行捞片。皱缩严重的也可以用滤纸片浸入少量二甲苯或丙酮持在切片上方，其蒸汽与水的表面张力可以使切片伸展。当切片的干涉色改变时即表示切片伸展了。捞片的方法不一，常用的有捞片法、粘片法和圈捞法，下面分别简单介绍：

　　（1）捞片法：用睫毛针将切片条移至水槽中央，用镊子夹住铜网边缘，铜网的正面或支持膜面靠近切片条边缘插入水中，当切片刚好位于网中央偏上方时，立即向前托起切片（图4-15），用此法捞起的切片平整无拆褶，但不易捞在网的中央。

　　（2）粘片法：即用镊子夹住铜网的边缘，以正面或膜面对准切片徐徐下降，当膜面接触切片后提起铜网，切片即被粘在铜网上(图4-15)，此法适合于无支持膜的铜网捞片，方法简便，容易掌握，但当用有支持膜的铜网捞片时，捞出的切片常常产生拆叠，影响电镜观察。

(3)圈捞法：用白金丝或细铜丝做一个直径约为3 mm的环，并配上环柄，利用水的表面张力，将切片圈捞至环的中央，再移到铜网(有膜或无膜均可)上，此法简便，容易掌握，效果也很理想(图4-16)。

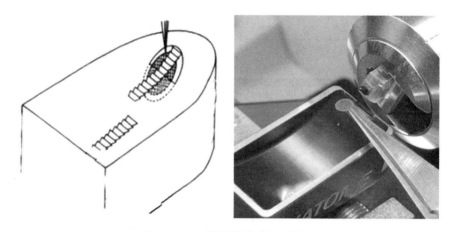

图4-15　载网粘片的示意图

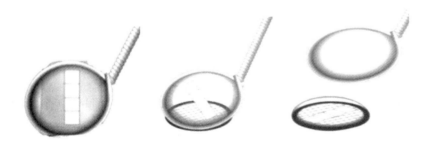

图4-16　圈捞法捞片、移片

附1：LEICA EM UC7 超薄切片机操作规程

1. 仔细清洁桌面、仪器、房间的卫生，准备超薄切片需要的工具。

2. 接通电源，打开触摸屏电源，等待约45秒后出现操作界面，开启照明灯。

3. 把修好的样品固定在样品夹中，然后将样品夹固定在切片机的样品臂上。

4. 把玻璃刀或钻石刀固定在刀架上，根据不同种类切片刀的要求，调整刀的间隙角。

5. 对刀：调整样品和刀的相对位置，然后进行对刀。装好刀后，打开下方的透射灯，选用显微镜最大放大倍数(4×)对刀，粗调进刀，直至在样品切面的表面看到反射像。细调，微量进刀，调节刀台角度和样品面的倾斜角度，使反射像呈一条粗细均匀的亮带。调刀时要注意样品尖与刀锋的距离，一边小心调整距离一边观察，否则会损伤刀锋或碰坏样品。

6. 设置切割窗口的大小

(1)旋转手柄(切片机右侧底部)，使样品块位于刀刃的上方约0.1 mm时，按下 START 键；

(2)旋转手柄，使样品块上边缘位于刀刃的上边缘一定位置时，按下 END 键。

7. 完成第4，5步后，继续进刀，直至亮线呈一条几乎察觉不出的狭缝为止。旋升起样品臂。向水槽中注入双蒸水，在显微镜下回吸一些双蒸水，直至液面出现反射光的亮面。

8. 设置切片速度与厚度

触摸屏上有五种可供选择的切片模式，被选中的模式以红色框显示，此外还可以手动设置所需的数值，旋转钮可在0.05~100 mm/s范围内调节速度，在1 nm~15 μm范围内调节切片厚度。

9. 按下 Start/Stop 钮，即可开始自动切片，切片结束之后再次按下 Run/Stop 钮，即可停止切片。

10. 捞片：将切片拨到一起，用铜网将水槽中被切下的样品薄片捞出，每一个网捞5~6片为宜。

11. 取下切片刀和样品，按 Reset 键还原样品臂。把刀架退到初始位置，并将其固定好。

12. 将切片刀、切片工具以及样品放回原处。清洁钻石刀，清洁台面卫生。

13. 关掉电源，套上防护罩。

14. 记录本登记使用时间及样品性质。

第六节　切片染色

　　电镜样品的染色又叫电子染色。电镜下观察细胞的超微结构主要是根据它们的反差(电子透明度)不同而显示出各种形态进行辨认。影响图像反差的因素是多方面的，除电镜的加速电压和光阑孔径大小等因素外，样品结构对电子的散射能力则起决定作用。根据原子对入射电子的散射能力接近于该原子序数的平方的推论，我们从表4-14可以看出，非金属元素散射电子的能力弱，重金属元素散射电子的能力强，生物体主要由C、H、O等非金属元素组成，因而在电镜下观察时反差偏小。如果利用某些金属盐类能与细胞中各种成分不同程度地结合或吸附的特征，对电镜样品进行电子染色的处理，则电子散射的能力将会成百倍地增加，从而可以大大增强样品图像的反差。因此，在电镜生物制样技术中常用铀、铅、钨等重金属元素的盐类作为电子染色剂。下列分别对染色液的配备和染色方法作逐一介绍。

表 4-14　部分元素原子序数的平方值

元素	Z(原子序数)	Z^2
H	1	1
O	8	64
C	6	36
N	7	49
W	74	5476
OS	76	5776
Pb	82	6724
U	92	3464

一、染色液的制备：

1. 醋酸铀染色液

醋酸铀　　　　　　　　　　2 g
醋酸盐缓冲液(pH 4.5)　　　100 ml
待充分溶解后过滤即可使用(pH 为 4.2±)。

醋酸铀的浓度可在 0.5%~5% 范围内调整，我室常用醋酸铀的饱和溶解液(3% 左右、20℃)作为染色液，效果很好。

醋酸铀又叫醋酸双氧铀[$UO_2(CH_3COO)_2 \cdot 2H_2O$]。铀散射电子的能力很强 (表 4-14)，它又具有与细胞内的核酸和磷酸盐基团容易结合的特性，对核蛋白的染色效果也较佳，但对膜结构的染色效果不理想。

醋酸铀染液的 pH 对染色的效果影响较大，因为醋酸铀在水溶液中常以下列离子形式存在：

UO_2^{2+}　　　　　　　　　　[UO_2AC]$^+$
[$(UO_2)_2(OH)_2$]$^{2+}$　　　　[$UO_2(AC)_2$]
[$(UO_2)_2(OH)$]$^{3+}$　　　　[$UO_2(AC)_3$]$^-$

只有当溶液 pH 4.2~4.9 时，带正电荷离子占优势。此时，对带负电荷的生物分子(如核酸)亲和力特别强，因而染色效果好。当 pH < 3.5 时，染色反应很弱，因为大多数蛋白质、核酸等生物分子在此环境不再带负电荷。因此，醋酸铀染液的 pH 要保持在 4.2~4.9 为佳。醋酸铀染液不稳定，易在光照下产生沉淀和老化，配好的试剂要避光保存，存放的时间最多不要超过 1 个月。醋酸铀染液配制后若存放时间过长，会出现结晶沉淀析出，如直接使用会出现铀染色污染。电镜下，铀污染的结晶呈柳叶状或针状结构。故出现结晶沉淀时，醋酸铀染液需要过滤才能使用，且效果比新鲜染液差。

注意，醋酸铀在水中溶解度差，而在乙醇或甲醛溶液中溶解度很好。

铀是放射性元素，铀盐的配制、使用也要注意防护和回收废液，防止污染环境。

2. 柠檬酸铅染色液(Reynold 1963)

硝酸铅[$Pb(NO_3)_2$] 　　　　　　　　1.33 g

柠檬酸钠[$Na_3(C_6H_5O_7)\cdot 2H_2O$]　1.76 g

去 CO_2 双蒸水* 　　　　　　　　　30 mL

将上列成分混合于 50 mL 容量瓶中,激烈振荡 1 分钟后,间断摇动约 30 分钟,溶液呈乳白色混浊液(注意瓶底应无结晶),然后加入 8 mL 1N NaOH 溶液(**去碳酸根),稍加摇动即变为无色清亮溶液,再加双蒸水(*去 CO_2)至 50 mL,密封保存于冰箱(4℃)内备用。

*将双蒸水煮沸约 5 分钟,即为去 CO_2 双蒸水。

* *用干燥的称量瓶称取 1.1 g NaOH(称量过程中要尽量避免 NaOH 与 CO_2 的接触),倒入 25 mL 容量瓶内,先用去 CO_2 双蒸水迅速刷洗 1~2 次,再加去 CO_2 双蒸水至 25 mL,即为去碳酸根 NaOH 溶液。

铅盐是电子染色中使用最普遍的染色剂,它具有较高的电子密度,对细胞的多数结构都显示亲和力,柠檬酸铅染液中,铅离子常以游离铅离子、柠檬酸铅离子和羟基铅离子等三种形式存在(表 4-15)。染色反应时,蛋白质的磷酸盐、硫氢基、酪氨酰和羟基等阴离子与染液中铅的阳离子结合,只有当染液 pH > 11 时,组织里的磷酸盐、硫氢基、酪氨酰和羟基等变得愈离子化、与铅的阳离子结合愈增加,染色效果愈好.同时,铅溶液只有在碱性环境下才比较稳定。因此,染液的 pH 调整在 11~12 为最佳。

表 4-15　铅离子的三种存在形式

游离铅离子	柠檬酸铅离子	羟基铅离子
Pb^{2+}	pbH_2Ci^+	$pb(OH)^+$
	$pbHCi$	$pb(OH)_2$
	$PbCi^-$	$pb(OH)_3^-$
		$pb_4(OH)_4^{4+}$
		$Pb_6(OH)_8^{4+}$

作为电子染色剂的铅盐还有硝酸铅、氢氧化铅和柠檬酸铅等,它们的配方如下:

3.两铅染色液

硝酸铅$[pb(NO_3)_2]$	2 g
醋酸铅$[pb(CH_3COO)_2 \cdot 3H_2O]$	1 g
柠檬酸钠$[(Na_3C_6H_5O_7) \cdot 2H_2O]$	3.5 g
去CO_2的蒸馏水	60 mL

将上述成分混合于 100 mL 容量瓶中,振荡至溶液完全溶解呈乳白色混浊液,加入 18 mL 1N NaOH 溶液,稍加摇动后再加去 CO_2 的蒸馏水至 100 mL,紧塞瓶盖,冰箱(4℃)保存,可保存长达 3 个月。

4.三铅染色液(佐藤泰山氏 1968)

硝酸铅$[pb(NO_3)_2]$	1 g
醋酸铅$[pb(CH_3CO_2)_2 \cdot 3H_2O]$	1 g
柠檬酸铅$[(Pb_3(C_6H_5O_7)_2 \cdot 3H_2O]$	1 g
柠檬酸钠$[(Na_3C_6H_5O_7) \cdot 2H_2O]$	2 g

配制方法同两铅染色液。

5.铅—醋酸铵染色液(Bjorkman 等 1965)

醋酸铵(NH_4AC)	18.5 g
饱和醋酸铅$[pb(CH_3CO_2)]$液	100 mL

醋酸铅饱和溶液的克分子浓度约为 1M(39%左右),溶液的 pH 为 6.3±。该染液对大气中的 CO_2 比较稳定,并有良好的反差,染色时间 45 分钟。

二、染色方法

电镜生物样品的染色方法有组织块染色法(简称块染法)、超薄切片染色法(简称片染法)、负染色法和细胞化学染色法等。其中细胞化学染色法将在第六章专门介绍。

1. 块染法

所谓"块染"，就是样品在未进行包埋和超薄切片前，将固定后的整块组织进行浸泡染色。常用的染色液是醋酸铀染色液（配法同前述）。染色方法也很简便，组织块经过锇酸后固定，用缓冲液浸洗干净后，即可浸入醋酸铀染液进行浸染，染色的时间一般1~2小时（室温），也可以在（4℃）冰箱内浸染过夜，因为铀染液偏酸（pH 4.2~4.9），糖原在酸性环境保存不好。因此在进行糖原研究时，要尽量缩短块染时间，或者省去块染这一步骤，也可以用70%丙酮配制的醋酸铀饱和溶液过滤后进行块染。建议在组织块脱水至70%丙酮时浸入染液进行块染，染色的温度和时间与前者相同。注意：铀染色时一定要置暗处避光进行。

2. 片染法

由于铀盐和铅盐各具有不同的染色特征，目前超薄切片的电子染色通常是采用铀—铅双重染色法，即先用铀染色液染色后再用铅染色液染色。常规染色的程序如下：

（1）将醋酸铀染液滴在干净的蜡盘上，将载有切片的铜网覆盖在染滴上（切片面朝染液），染色5~20分钟后，边缘处夹取铜网，在双蒸水中浸洗3次，放在滤纸上吸干。

（2）在有盖蜡盘中央放少量NaOH颗粒，加盖静置数分钟，使蜡盘内成为无二氧化碳小空间。移开小部分盘盖，迅速将柠檬酸铅染液滴在蜡盘上，将铜网覆盖在染液滴上（切片面朝染液），迅速盖好盘盖，染色5~30分钟。

（3）将铜网逐个夹出，在无CO_2的双蒸水中浸洗3次，置40℃烤干后即可在电镜下观察。

"铅污染"是生物样品超薄切片制备过程中的一大难关。由于铅染液中的铅离子易与空气中的CO_2结合形成不溶性的碳酸铅粒子污染切片。因此，铅染液配制后的保存，以及在进行铅染色的整个过程中，都必须特别小心避免染液与CO_2的接触。

3. 染色时间的调整

铀染液和铅染色的时间与组织的新旧、切片的厚薄和染液的温度等因素有关，可按表4-16的原则进行调整。

表 4-16　染色时间的调整表

	组织块		切片		染色温度	
	新鲜	陈旧	厚	薄	高	低
染色时间	短	长	短	长	短	长

4.染色注意事项

（1）染色盒批量染色：下图4-17为我室自己研制的超薄切片染色盒，1991年获国家授权的发明专利，将载片的铜网置于孔中，记录孔的位置，依次用铀染色液染色、冲洗、烤干、铅染色液染色、冲洗、烤干。此染色盒节约染液，又简便、实用、高效。

（2）其他切片污染：切片的污染还可以来自房间空气中的尘埃，切片房间必须保持无尘，清洁室内保洁时建议用吸尘器或湿墩布。制作玻璃刀切片水槽时，水槽封蜡时可能导致刀刃表面被蜡油污染。镊子、注射器及载网不洁净等均可导致切片污染。

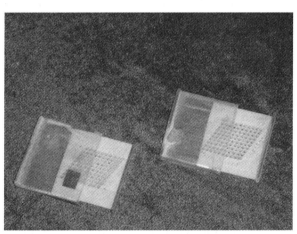

图 4-17　多功能塑料染色盒（湘雅电镜室增庆善等发明）

结束语：利用电镜对样品进行观察和研究，不仅要有先进而精密的仪器，还要有制备样品所需的各种技术手段及技巧，两者相辅相成、缺一不可。比如关于提高或改善样品分辨率的问题，一是从提高电镜本身性能：降低加速电压、使用更小孔径物镜光澜等；二是改进样品制备技术，切更薄的超薄切片、染色适度、多重染色等。可见，如果一个电镜室具有水平高超的观察经验和电镜调试维修的技能，但没有一张好的超薄切片等制备优良的样品，是无法进行观察的。因此，优良的样品制备是电镜技术的基础。超薄切片技术的纯熟、质量和创新与电镜观察水平的提高及电镜实验技术的发展直接相关。

主要参考文献

［1］Chandler, J. A. In：Practical Methods in Electron Microscopy. Vol V. (Glauert, A. M. ed)，North-Holland Publishing Company, Oxford, 1977.

［2］Weavers, B. A. In Principles and Techniques of Electron Microscopy (Hayat, M. A. ed)，Von Nostrand Reinhold Company, New York, 1975.

［3］Mollenhauer H. H. Artifacts caused by dehydration and epoxy embedding in transmission electron microscopy. Microsc, Tech, 1993; 26：496-512.

［4］Palade G. E. A study of fixation for electron microscopy. J. Exp. Med, 1952; 95：285-298.

［5］Seligman A. M., Wasserkrug H. L., Hanker J. S.. A new staining method (OTO) forenhancing contrast of lipid-containing membranes and droplets in osmium tetroxide - fixed tissue with osmiophilic thiocarbohydrazide (TCH) J. Cell Biol, 1966; 30：424-432

［6］Nebesářová J, Hozák P, Frank L, et al. The cutting of ultrathin sections with the thickness less than 20 nm from biological specimens embedded in resin blocks. Microsc Res Tech. 2016 Jun; 79 (6)：512-7. doi：10.1002/jemt.22659. Epub 2016 Mar 31. PMID：27030160.

［7］Fabig G, Kretschmar S, Weiche S, et al. Labeling of ultrathin resin sections for correlative light and electron microscopy. Methods Cell Biol. 2012; 111：75-93. doi：10.1016/B978-0-12-416026-2.00005-4. PMID：22857924.

［8］沈伟, 杨海贤, 赵刚, 等. 疑难超薄切片技术的探讨[J]. 天津医科大学学报, 2004, 10 (3)：447-448. DOI：10.3969/j.issn.1006-8147.2004.03.041.

［9］唐凯, 叶煦亭, 范晓燕, 等. 生物样品电镜超薄切片染色技术的改进[J]. 第二军医大学学报, 2011, 32(5)：559-560. DOI：10.3724/SP.J.1008.2011.00559.

［10］赵刚, 曾嘉, 杨海贤. 培养细胞的超薄切片技术探讨[J]. 天津医科大学学报, 2004, 10 (2)：168-169, 172. DOI：10.3969/j.issn.1006-8147.2004.02.003.

［11］钟秀容. 透射电镜样品取材及固定为主的研究生教学和指导. 解剖学杂志, 2016(1)：123-124.

［12］付洪兰. 实用电子显微镜技术. 高等教育出版社，2004.

［13］王春梅，杨家骥. 医用电子显微学. 第四军医大学电子显微镜中心，2002.

［14］杨勇骥，汤莹，叶熙亭，等. 医学生物电子显微镜技术. 第二军医大学出版社，2012.

［15］杭振镳，蔡文琴. 电子显微镜术在临床医学的应用. 重庆出版社，1990.

第五章

常规扫描电镜样品制备技术

近几年来，扫描电镜已广泛应用于生物医学领域。由于它具有景深长、视野广、三维效果强及易于理解等特点，因而已成为生物医学超微结构研究中的重要方法之一。与透射电镜不同，扫描电镜（透射扫描电镜例外）是利用电子束轰击样品表层产生的二次电子信号放大成像，观察和研究样品表面的形态和微细结构。因此，其样品制备程序与透射电镜不同。样品必须是干燥的，不含水分及可挥发性物质；具有一定机械强度，能耐受电子束轰击；具有导电性，被激发时能够产生足够的二次电子。但生物材料特点是含水分多，质地柔软，机械强度小；组成元素的原子序数低，导电性差，激发后二次电子的产额较少。故样品制备的任务是通过一系列处理，既要尽量完美地保存材料的固有形态，又要改良其物理性能，使其适合在电镜下观察成像。实现表面结构保存原样，不变形、无污染、导电和干燥的制样目标，对于金属或质地硬的样品来说是比较简单的。但生物样品的质地有软和硬之分。对于生物样品中质地柔软的组织来说，其制备技术也是比较复杂的。对于质地硬的组织如牙齿和骨骼等，由于不会变形，制备起来要简单些，但处理的基本环节是相同的，其具体流程为：取材—清洗—固定—漂洗—脱水—干燥—粘样—导电处理（镀膜）—观察（图 5-1 为基本流程）。为了学习和操作方便，本章将扫描电镜样品常规制备程序及操作要点列表（表 5-1），然后简述基本步骤的原理和方法。

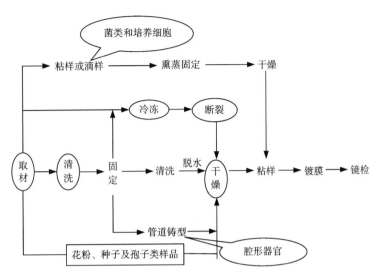

图 5-1 扫描电镜样品制备流程

表 5-1 常规扫描样品制备程序及要点

程序	试剂和器械	操作要点(举例)
取材和清洗	手术剪、镊、双面刀片、软木片、大头针、小平皿、生理盐水(37℃)	(1)动脉放血杀死动物,迅速打开腹腔,取出气管、小肠各一小段浸入生理盐水中(用广口培养平皿); (2)剪开管腔,用尖镊夹住其边缘反复漂洗(换新生理盐水4~5次); (3)将管壁铺平在软木片上,用大头针钉住四角(黏膜面朝上),浸入生理盐水中,置超声波清洗仪中清洗5~10分钟。特殊标本需要专门配制清洗液
固定	4%戊二醛固定液	注意:操作中切勿损伤黏膜面或待观察面; 将清洗好的组织连同软木片移入固定液内2~4 h(室温)

续表5-1

程序	试剂和器械	操作要点(举例)
修整和清洗	解剖显微镜、双面刀片、软塑板、0.1MPBS(pH 7.2)	(1)将组织从软木片上取下,置解剖镜下修成5 mm×5 mm 小方块操作时,切勿损伤黏膜表面或待观察面; (2)将修好组织块移入 PBS 内浸洗 30 min(换新液 2~3 次)
后固定	1%OSO$_4$ 固定液	将组织块移入 OSO$_4$ 固定液内固定 1~2 h
清洗	双蒸馏水	将组织块移入双蒸馏水浸洗 2~3 次,每次 10~20 min
脱水	50%、70%、90%、100%丙酮	将组织块依次移入各级丙酮中脱水,每级 10~20 min,无水丙酮内换新液一次
置换	50%、70%、90%、100%醋酸异戊酯(纯丙酮配制)	将组织块依次浸入各级醋酸异戊酯中,置换丙酮,100%醋酸异戊酯内换新液一次,每级 15 min
临界点干燥或冷冻干燥	临界点干燥仪、液体 CO$_2$ 样品蓝、滤纸、冷冻剂	按仪器操作程序执行。
样品装置	样品座,导电胶,玻璃方片(4 cm×4 cm)	(1)在样品台中央滴小滴导电胶快速将组织块放在导电胶滴上(注意黏膜面朝上); (2)将安置好了样品的样品台编号排在玻璃方片上。
镀膜	离子溅射仪或喷镀仪	(1)将载样品合的玻璃方块放在离子溅射仪的样品台上; (2)按仪器操作程序喷镀金膜。
观察与拍照片	SEM	严格按照扫描电镜的使用规程进行操作,抽真空、开机、观察、采图

第一节　取材

取材即获取观察材料或样品。由于扫描电镜观察的对象主要是样品表面形态和结构，因此，取材时要尽力使表面特征充分暴露，同时要倍加小心不要损伤待观察的样品表面，这是整个制样过程中时刻要注意的中心环节。由于样品的种类和性质不同，取材的方法也不一样，当样品为游离细胞或分散小颗粒(如血细胞和培养细胞、细菌、花粉或小昆虫等)时，则要保持样品个体和表面的完整，不需进行专门的取材处理。根据研究的目的、样品的特点，选择适当的取材时间，并遵循五字原则"准、轻、小、净、浓"。

"准"：取材动作要快，部位要准确。方法：因材料而异，通过解剖、破碎、切割、分离、断裂、提纯等手段，获取样品最佳观察面。常用的暴露表面的方法有：剖出法、断裂法、铸型法、剥离法、离子蚀刻法等。

"轻"：动作轻巧，保护好拟观察面。解剖器械要锋利，不能对材料施加锯、挤、拉、压的外力。含水分多的、幼嫩材料最好采用冷冻断裂法。

"小"：厚度小，满足观察条件的最小体积，厚度为 1~2 mm，长宽度可达 15 mm。

"净"：纯，防混杂，花粉、孢子类样品注意防尘、防混杂。

"浓"：悬浮液样品要求合适的浓度，浓度太大造成样品堆积，无法观察表面；浓度小则样品稀少，检出困难。如精液标本，浓度太大时精子的头尾缠在一起，无法观察；浓度太稀时，视野中精子数目少，难以发现异常。

下面简单介绍剖出和断裂两种常用的取材方法：

一、剖出法

利用解剖器械，对组织、器官进行分离和解剖以暴露出待观察的表面，叫"剖出"，适用于观察人类及动物的气管、肠、胃或其他体腔的内壁表面结构。其方法是用解剖器械将管腔剪开铺平，然后切取适合样品座大小的管壁进行清洗。对于微小的管腔，最好在解剖显微镜下操作。如管壁太厚，可将其外膜及中膜去掉，此项操作必须细致、轻巧，切勿挤压而损伤待观察的内壁表面。

二、断裂法

断裂法是目前研究组织及细胞内部结构扫描图像的主要方法。下面介绍几种常用的断裂方法：

1. 硬组织的断裂法

生物硬组织一般比较脆，如软体动物的外壳、蛋壳等，只要轻轻一压就会折断，对于一些较坚硬的组织如牙齿、骨骼等，可先用钢锯在周围或边缘锯开一道口子，然后用手扳断，或者将一个钢楔插进锯缝里，用小槌敲击，使之断裂。在断裂面喷涂金属膜后即可观察。

2. 软组织断裂法

生物软组织主要是采用冷冻断裂法(Freeze Fracture)来获得待观察的样品表面并可获得细胞内部微细结构的扫描图像，可采用液氮或低温冰箱冷冻，然后在研钵中敲脆或裂开，注意防冻伤。

第二节　清洗

生物组织或细胞取材后，其表面往往粘有较多的黏液、血液、组织液及细胞碎片等，如不清洗干净，则易使表面结构混淆，观察时造成人工假象。因此，样品固定前(或固定后)必须将样品表面进行认真、仔细的清洗，以保持样品的真实面貌，免除其他物质的遮盖。尤其是样品固定前的清洗更为重要而必需，一经固定，许多表面物则难以彻底清洗干净。

一、清洗液

清洗液可用缓冲液、生理盐水、组织培养液、水解酶溶液、低浓度的酸、乙醇、甘油等。组织表面的黏液、血液可用等渗生理盐水洗去，悬浮液中的细胞、细菌、病原生物等可用磷酸盐缓冲液(pH 7.2)清洗。有些黏膜可采用 N-2 酰 L-半胱氨酸(N-acetyl L-cys-teine)之类的水解液进行水解清洗(Boyde 1974)。如用 16%的甘油和 20%的乙醇可以清洗掉样品表面的乳汁(Nemanic 1974),组织培养液培养的乳腺癌细胞,可在固定前用新鲜的培养液清洗(Nemanic 1974)。为了避免引起样品收缩、膨胀或其他人工损伤,清洗液的离子浓度、渗透压和 pH 应尽量接近生物样品的生理条件下的环境值(如在固定后进行清洗,则对清洗液的渗透压和 pH 要求不甚严格)。有人主张,在用缓冲液、生理盐水等清洗后,需要用蒸馏水再次短暂地清洗以除去样品表面残留的盐类等。

二、清洗方法和时间

清洗是在固定前还是固定后以及清洗的时间,取决于样品的类型。大多数动物组织必须在固定前清洗,而培养细胞、血细胞等常在半固定后进行清洗,以免细胞碎片、蛋白质和其他杂质等被固定黏附在细胞表面。清洗的时间为数分钟至 24 小时不等,可通过预实验确定清洗时间。清洗过程中要更换新鲜的清洗液 2~3 次,并不断摇动,如在 100 次/min 的振荡器上振荡则可缩短清洗时间。有些动物器官的内壁可以采用动脉灌注法进行体内清洗。游离细胞、血细胞和微生物样品则需用离心沉淀法进行清洗。气管、消化道管壁最好经过超声波清洗仪清洗。清洗液的种类很多:①常用缓冲液或生理盐水清洗;②某些组织有凹陷的或黏附的用超声波清洗;③用相关的液体;④对有寄生虫的用有机溶剂清洗。清洗液的 pH、渗透压、温度应该尽量接近样品的生理值,以免样品因环境突变而导致形态变化。清洗时注意:①清洗液 pH 在 7.2~7.4;②清洗液不能与所用的固定液起反应;③清洗液要多次更换,避免样品裸露在空中。

例如:清洗胃黏膜表面的黏液,可用下面的方法:

透明质酸酶　　　300 μg

α-糜蛋白酶　　　10 mg

生理盐水　　　　100 mL

三者配成混合清洗液,pH 为 5.5~6。清洗的方法是将样品浸泡在配好的清洗液中,边浸洗边振荡 30 min,最后用双蒸水洗 3 次。

对于需要观察纤毛、微绒毛的粘膜样品,可加入 0.25%胰酶进行清洗。

通常不同性质的样品,选择不同的清洗液,如下表 5-2。

表5-2　不同种类标本的清洗液列表

样品性质	清洗液	作用
植物材料	蒸馏水	洗净尘埃
动物材料	等渗生理盐水、5%碳酸钠或缓冲液	洗去黏液等
体液及游离细胞	等渗的缓冲液	清洗黏液（如精子、血细胞、微生物）
组织培养细胞	相应的培养液	清洗代谢物
覆盖大量黏液的样品（胃黏膜）	低浓度的蛋白水解酶溶液	清洗黏液
特殊样品：如乳腺组织富含蛋白质和脂类	分别用16%的甘油和20%乙醇浸泡清洗	洗去蛋白质和脂类
表面附着蜡质、角质层的样品	有机溶剂	脱蜡

　　总之，完整的SEM制样程序中有三次清洗：固定前清洗，洗去表面的灰尘、黏液等附着物，确保获得清洁的观察表面；固定后清洗，洗净醛类固定液，以避免戊二醛与锇酸反应而削弱锇酸的固定效果；脱水前的清洗，洗净固定液，以免除固定液与脱水剂反应而产生沉淀，影响观察效果。

第三节　固定

　　固定的目的是：①尽可能保持组织、细胞生活时的外貌；②避免干燥过程液体表面张力使样品变形，损伤；③使组织适当变硬，为后续实验做准备。

　　扫描电镜与透射电镜样品制备中所使用的固定液与固定方法基本相同，但因扫描电镜要求保存一个完整而清晰的样品表面，某些透射电镜样品制备中所用的固定液并不适用于扫描电镜样品，如在透射电镜样品制备中常用多聚甲醛-戊二醛混合液固定乳腺，但该固定液容易将乳汁中的乳蛋白固定在细胞表面与微绒毛粘在一起，不易洗去，进行扫描电镜观察时就无法分辨。改用2%戊二醛水溶液固定，清洗后常可获得清晰的表面。因此，要根据这一特点对不同的样品选择不同的固定液。对于大多数动物组织、游离细胞和血细胞，常用2%戊二醛单固定，或戊二醛-锇酸双固定,胚胎组织常使用多聚甲醛-戊二醛混合固定液或苦味酸-多聚甲醛-戊二醛固定液。Bacctti(1975)还建议对精子用 OSO_4 蒸汽或用 Gey 缓冲液配制的2.5%戊二醛固定 2 小时。对于一些组织块或具有一层较微密的外壳的寄生虫、微生物样品等,则最好用穿遂力较强的固定液。如甲醛-戊二醛混合固定液和丙烯醛-多聚甲醛-戊二醛混合固定液。

扫描电镜样品固定的温度,一般主张接近于生理条件的温度(即37℃或室温)。固定的时间视组织块大小和固定液的穿透力强弱而定。有时,延长醛类固定剂的固定时间还有助于组织的硬化和防止组织在脱水和干燥时的收缩。一般来讲,对于游离细胞、血细胞固定 30 min 即可,但对于较大的组织块则需固定 2~24 h 或更长时间。

固定的方法因样品性质不同而有所差异,大致有如下几种:①单固定:只用一种固定剂(通常戊二醛)固定的方法。②熏蒸固定:固体培养基上培养的菌丝类样品,用锇酸(或甲醛)蒸汽熏蒸固定 0.5~1 h。③双固定:戊二醛(1~3 h)-锇酸(0.5~1 h)。④冷冻固定:液氮超低温快速冷冻可保存样品的生活状态。⑤不固定:干种子、花粉、孢子类、毛发类样品。

影响固定的因素有:温度(4℃左右);固定液的浓度与渗透压;固定液的表面张力等。

第四节 脱水

与透射电镜样品制备的脱水程序一样,扫描样品经固定和清洗以后,一般用50%、70%、90%、100%梯度的丙酮或乙醇脱水,每一级浓度的脱水时间取决于样品体积的大小。单细胞一般为 5~15 min,组织块则需 30 min 至 2 h。

第五节 干燥

干燥是指除去样品中的残存液体(水或脱水剂),使样品中不含液态物质的过程。样品经过常规处理以后,完全浸泡在脱水溶液中,这样的样品是不能用电镜观察的。因为扫描电镜观察样品要求在高真空中进行。不管是水或脱水溶液，在高真空中都会产生剧烈地汽化，不仅影响真空度、污染样品，还会破坏样品的微细结构。因此，在进行电镜观察之前必须进行干燥。而且，扫描电镜样品中须充分干燥，否则样品在镜筒真空中会因水分强烈蒸发而严重变形。故样品干燥是扫描电镜样品制备中最关键的一步。

干燥方法有多种，现介绍5种。

一、空气干燥法

又称自然干燥法，即将经过脱水的样品放在干燥器内让其自然干燥，此法条件简单易行，为最早的干燥方法，但目前不用。因为组织往往在自然干燥过程中受到表面张力的作用而产生严重的皱缩、变形甚至裂开等损伤。只适用于骨骼、牙齿等质地较硬的标本。

二、临界点干燥法

临界点干燥法是目前医学生物学扫描电镜样品制备中效果较好，应用最广的干燥方法，下面作较为详细地介绍。

1. 临界点干燥的原理

所谓临界点就是指物质在一定的温度和压强下气态、液态两相均达到相同的分子密度，形成均一的流体的边缘状态，此时的温度和压强就叫临界温度和临界压强。由于液-气两相界面的消失，其表面张力也就等于零。将样品放在此种状态下进行干燥，对生物样品产生的破裂、皱缩等不良影响就大大减少。生物扫描样品所用的临界点干燥剂必须具有一个合适的临界温度和压强，从表5-3可以看出，酒精和水的临界温度过高，氟里昂、液体 CO_2 和氧化氮都有一个比较合适的临界温度和压强，可作为临界点干燥剂，但氟里昂来源困难，氧化氮具有毒性，液体 CO_2 临界温度较低，临界压强比较容易控制，来源也较容易。因此，液体 CO_2 是目前使用最广泛的临界点干燥剂。

用液体 CO_2 作临界点干燥剂时，样品在经过丙酮脱水后，还需用醋酸异戊酯

（或醋酸正戊酯）作为前处理液，将样品内的丙酮置换出来，即将经过丙酮脱水后的样品再经过 50%、70%、90%、100% 醋酸异戊酯（用无水丙酮配制）处理各 15 min 后才能浸入液体二氧化碳中进行干燥。

经过临界点干燥后的样品基本接近于生活状态，但仍有 10% 左右的体积收缩。

表 5-3   某些溶液的临界点温度和压力

类别	临界压强（kg/cm²）	临界温度（℃）	前处理液
氟里昂 13	38.2	28.0	丙酮
氟里昂 23	47.7	25.9	酒精
氟里昂 116	29.4	19.7	酒精
* 液体 CO_2	72.8	31.5	醋酸戊酯
氧化氮（N_2O）	71.6	36.5	
酒精	63	243	
水	213.5	374	

2. 临界点干燥仪结构

临界点干燥仪是临界干燥的专门仪器，主要结构如图 5-2 所示，液体 CO_2 装在一虹吸式钢瓶内，通过导管输入耐压罐，由一进气阀（INLET）控制：耐压罐附有自动调温装置和压强指示表，能耐受 150 个大气压，耐压罐的密封盖中央有一耐压玻

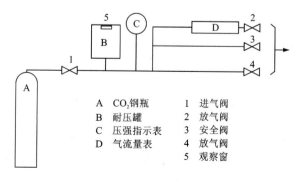

A	CO_2 钢瓶	1	进气阀
B	耐压罐	2	放气阀
C	压强指示表	3	安全阀
D	气流量表	4	放气阀
		5	观察窗

图 5-2   临界点干燥仪结构示意图

璃窗孔,可随时观察罐内状况,耐压罐的一侧连一放气导管,由放气(EXHAUST)和放气阀(LEAK)调节放气速率,并连有放气流量计。仪器的操作程序详见仪器操作说明书。利用 CO_2 气体的临界点进行样品干燥的原理如图 5-3 所示。

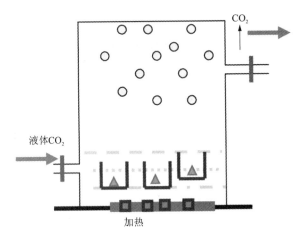

图 5-3　临界点干燥原理图

三、冷冻干燥法

样品脱水后,使用制冷剂快速冷冻。冷冻干燥的原理是使样品中的液体迅速变成固态,然后由固态直接升华变成气体排除掉,即液体—固体—气体—干燥,避免了由液体变成气体时界面上产生的表面张力的作用。

冷冻干燥法也是一种应用比较早的干燥方法,但老的方法由于花费时间长,消耗液氮多,样品易产生冰晶,以致容易造成冰晶损伤等。因此没有广泛应用,自从有了临界点干燥法以后,就多用临界点干燥法。

对冷冻干燥法进行研究和改进后提出了一些效果比较好的冷冻干燥法,并引起越来越多的关注。如 Osatake 等提出的简易冰冻干燥法。其原理:将常规固定脱水的样品,用乙醚置换脱水剂,然后放液氮中冰冻,冰冻后放置真空镀膜台中抽低真空干燥,使样品中的乙醚从固态冰升华,而不经液态,避免了表面张力的影响,以获得好的干燥效果。优点:①避免和减少脱水过程中细胞内容物的丢失;②减少镀膜时温度的影响。缺点:①易形成冰晶,使组织膨胀;②内部升华水;③操作烦琐、昂贵。

以我室的冷冻干燥仪 VFD-21S（图 5-4）为例进行介绍：组织标本按常规程序在醛和锇酸中固定。根据组织的大小，在浓度梯度分别为 50%、60%、70%、80%、95%、100%（两次）的乙醇中脱水 10~15 min。必须注意：当水进入叔丁醇中会产生不完全冻结。当叔丁醇储存时间久了，要测试质量才能确定能否使用。下面简单的测试可以验证叔丁醇的质量。

该测试操作如下：在小容器中准备一些碎冰，再用试管或 eppendolf 冻存管取 1~2 mL 100% 叔丁醇，然后倒入碎冰，保持 1 min。如叔丁醇瞬间冻结，那么说明其纯度很好；但如果超过 2~3 分钟结冰才开始，表示叔丁醇中有相当大比例的水存在。

组织通过乙醇 100% 脱水后，再通过 100% 乙醇和 100% 叔丁醇一定比例的混合液。混合比例如下：乙醇：叔丁醇（3：1，2：2，1：3 V/V）和 100% 的叔丁醇，在每一浓度中放置 15 min。

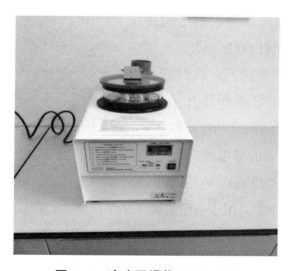

图 5-4　冷冻干燥仪 VFD-21S

四、真空干燥法

含水分或脱水剂样品置于真空干燥器内，抽低真空使液态物质挥发，使样品干燥。特点：干燥速度快，效果与自然干燥法相近。

五、有机溶剂干燥法

利用某些有机溶剂凝固点较高的特性，对样品进行干燥。常用有机溶剂：叔丁醇、乙腈、莰烯等。纯水结晶点为0℃，再结晶点为-130℃；叔丁醇凝固点为24℃~25.5℃，10℃时全部固化；莰烯凝固点为40℃。

以叔丁醇为例，按如下程序：

固定
脱水 → 75%叔丁醇
乙醇溶液 → 100%
叔丁醇 → 100%
叔丁醇 → 冷凝
固化 → 真
空 → 粘
样

第六节　粘样

组织块要固定在样品座或圆形铜片上才能放入扫描电镜内观察，此一步骤一般在喷镀金属膜前进行。粘样即利用粘接剂把样品固定在样品托上。目的是保证样品在样品托上的稳定性；增强样品与样品托之间的导电性，观察

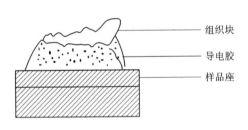

图5-5　安置样品

时样品表面不造成电荷堆积而发生放电现象。常用粘接剂：银粉导电胶、碳粉导电胶、双面胶带。①导电胶：用于粘贴大块样品如组织块（图5-5）；②双面胶带：用于花粉类细小易分散的样品；③不粘贴：细菌、血液等单细胞直接滴在样品托上；④胶水：果壳、种子等较大颗粒的样品。安装样品的方法是用导电胶将干燥后的样品粘牢在样品座（托）上（图5-6、图5-7）。导电胶又称银粉胶，由银粉和低电阻树脂液混匀而成，除有粘牢样品的作用外，还可使样品和样品座导电，以避免样品表面充电现象的发生。导电胶易挥发变干，用前可以用氯仿或丙酮调成液状。粘胶样品时，样品的下部最好埋入导电胶中，这样可以使样品与导电胶的接触面增大，增加样品的导电性，但导电胶要尽量少用，切不可污染样品表面，影响观察。

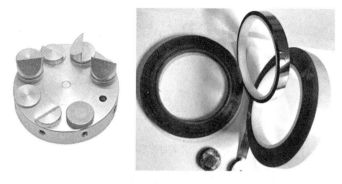

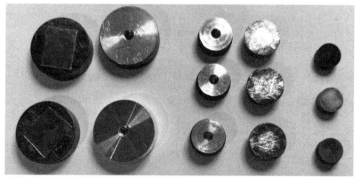

图5-6 各类样品托及胶带

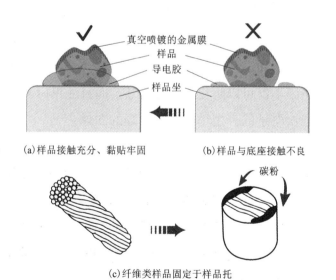

图5-7 不同种类样品黏贴示意图

第七节　样品导电处理

扫描图像由二次电子成像，但生物样品大多由一些低原子序数的元素组成，二次电子发射率低，图像反差小，同时生物组织为不良导电体，当电子轰击样品表面时，由于大量吸收电子的产生和滞留，常在样品表面会产生电荷的积累，形成充电和放电的效应，导致入射电子"打滑"和二次电子发射轨迹偏斜或杂乱，因而引起图像忽明忽暗，或全白全黑等现象，严重的会直接影响图像的观察，无法拍照记录。因此，样品干燥后还必须经过增强导电性处理，其方法有镀膜（真空喷镀法、离子溅射法）和组织导电法等。镀膜就是在样品以及样品托表面同时喷镀一层金属膜。镀膜必须薄而均匀，本身无结构，能够再现样品表面的固有形态，化学性质稳定，不与样品发生化学反应。下面介绍镀膜的两种方法：

一、真空喷镀法

真空喷镀法的原理是利用某些重金属在真空中加热熔化后便产生金属微粒向四周蒸发的特性，将样品放在与金属蒸发源成一定角度和距离的地方，让其表面沉积一薄层金属离子膜，从而达到增强样品表面二次电子发射率和图像反差的作用。可见，真空蒸镀金属膜不仅可以防止充放电效应，而且还可以减少电子对样品的损伤作用，并能增加二次电子的产生率，获得良好的图像。

目前，用于喷镀的材料有碳、金、铂等。金的二次电子发射率是所有实际应用的金属中最高的，但蒸发的颗粒粗；铂的电子散射能力较强，具有化学稳定性和电子束作用的稳定性，颗粒较细，但熔点高，常易和钨丝蓝发生共熔，且难于蒸发，只适用于病毒、核酸、蛋白质分子等需高分辨率的喷涂。在喷镀金属膜前，常在样品表面喷一薄层碳膜，主要是起加强膜的作用。喷镀的主要仪器是真空喷镀仪（不同的仪器，操作程序会有差异，详见说明书）。

喷镀的厚度一般为 100~200 Å 较合适，太厚会降低分辨率，太薄则不能消除样品表面的充电现象，观察时亮度和反差也不够。厚度的判断方法一是可在样品下面垫一张小白硬纸片，周边露出约 5 mm 的边。喷镀时注意露出的白纸边的颜色，如果喷金, 当白纸边为浅绿色或浅蓝色时, 其厚度合适(100~200 Å); 呈浅黄色或金黄色时则过厚了。另一方法是在喷镀前称量所用的金属, 接下面公式计算出膜的厚度:

$$T=\frac{M\cdot10^4}{4\pi R^2 P\sin Q}(\mathrm{nm})$$

上式中: T 为膜的厚度(nm), M 为放入金属的重量(mg), R 为喷镀源至样品间的扩散半径(cm), Q 为喷镀源与样品的夹角, P 为喷镀金属的密度(g/cm^2)。

镀膜具体操作简单介绍如下:

1. 样品准备

样品干燥后, 可用导电胶(银胶)将样品粘到样品托上, 一般是将样品的底面和侧面的一半部分用胶粘牢。注意不要将导电胶粘在观察面上, 以免污染样品表面影响观察。除用导电胶粘样品外, 也有人用双面胶带和木工用的无色透明胶合剂。

2. 真空镀膜台准备

按需要安装电极, 蒸发器、碳棒和蒸发金属。需注意的是蒸发金属的量, 直接关系到膜的厚度, 如果没有膜厚度指示器, 一般就靠蒸发金属的量来控制, 如果使用直径为 0.2 mm 的金丝, 长 20 mm 左右即可。另外样品到蒸发源的距离应够远, 否则会因蒸发时的热辐射, 严重损伤样品的表面结构, 一般应在 10 cm 以上的距离。

3. 抽高真空

将样品用导电胶粘好并作好标记记录, 然后装在镀膜台中的样品台上, 盖好装置, 按照抽高真空的程序进行操作, 一直到获得所需的高真空为止。注意真空度越高, 蒸镀膜的颗粒越细。

4. 蒸镀金属

当真空度达到后, 可将样品的遮光板盖上, 接通蒸发金属的电源, 慢慢增加加热电流, 对蒸发金属进行预热排气。然后转开遮光板, 接通样品旋转台的电源, 此时样品台在旋转, 再慢慢增加加热电流, 一直到金属开始蒸发为止。注意蒸发速度要慢，最好要多次蒸发，一直到金属蒸发完为止。

5. 镀膜的稳定

蒸镀结束后，不宜马上将样品取出，一般要在真空中存放 10~20 min，一边使样品冷却，一边使金属膜老化，到恢复常压后再取出。如马上取出有时会产生微细裂痕。样品取出后即可进行电镜观察，如果不马上观察可保存在干燥缸内。

二、离子溅射法

离子溅射（Ion sputter）又叫阴极溅射（Cathode sputter）或离子喷镀（Ion coating），它由阴极和阳极组成。阴极面上有金属靶（根据需要选择金、金-钯合金、铂-钯合金或铂制成），阳极面上装有样品座（样品座与阳极绝缘）。操作时，将样品放在样品座上，当真空达 10^{-1}~10^{-2} t 时，在阴极和阳极之间加上 1000~3000 V 直流电压。在电流的作用下两极间残留的气体分子被电离为正离子和电子。正离子吸向阴极，轰击阴极上的金属靶，致使金属原子或原子团由于离子轰击而溅出，并与残留的气体分子多次碰撞，从各个方向散射到样品上，从而使样品表面被均匀覆盖一层金属膜（图 5-8）。

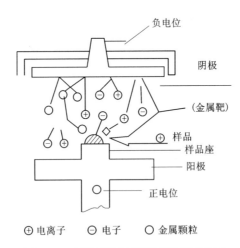

⊕ 电离子　　⊖ 电子　　○ 金属颗粒

图 5-8　离子溅射镀膜原理示意图

与真空喷涂比较，离子溅射膜具有颗粒细、膜均匀，材料消耗少，制作时间短和溅射膜厚度较易控制等优点。因而，近年来在常规扫描电镜样品制备中离子溅射术已经取代了真空喷镀技术。图 5-9 为我室的磁控离子溅射仪。

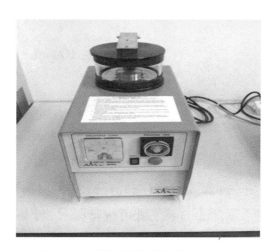

图 5-9　磁控离子溅射仪 MSP-2S

三、组织导电法(Tissue conduction transfer，TCT)

组织导电技术是利用某些金属盐溶液对生物体的蛋白质、脂类、淀粉成分的化学结合作用，使样品表面离子化或产生导电性能较好的金属化合物来提高样品经受电子束轰击的能力和导电率，提高二次电子的发射率，增加图像反差。下面介绍几种常用的组织导电液。

1. 碘化钾导电液

碘化钾	2 g
碘	0.2 g
双蒸水	100 mL
2.5%戊二醛(0.2 mol/L 磷缓配制 pH 7.2)	10 mL
葡萄糖(或蔗糖)	0.2 g

2. 硝酸银导电液

硝酸银	1.5~3 g

0.1 mol/L 磷酸(pH 7.2)	100 mL

3.醋酸铀导电液

醋酸铀	2 g
70%乙醇	100 mL

4.丹宁酸导电液

丹宁酸	2~4 g
双蒸水	100 mL

样品处理的一般程序为:按常规将样品清洗、固定后,浸入组织导电液2~4 h,然后用缓冲液和双蒸馏水刷洗2~3次,即可进行脱水、干燥和SEM观察。注意样品应充分漂洗,以防镜筒污染。

第八节　扫描电镜观察

样品经过干燥、镀膜或导电处理,即可插入扫描电镜进行观察,如图5-10展示宫内膜细胞表面结构及窗口期胞饮突。

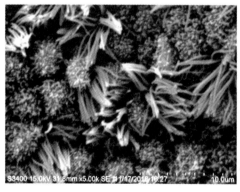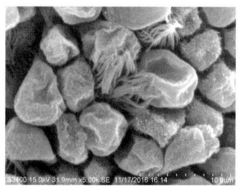

图5-10　人宫内膜不同时期的表面结构

附：游离细胞扫描电镜样品制备方法

一、血细胞扫描电镜样品制备法

（一）准备工作

1. 按扫描样品台的面积截制小四方块盖玻片，经清洁液泡洗，蒸馏水刷洗后烤干。

2. 配制 1% 的 Formvar 氯仿溶液（或 1% 多聚赖氨酸 0.1 mol/L PBS 溶液 pH 7.4，Poly-L-Lysine）。

（二）标本制备

1. 取抗凝全血约 5 mL，500 rpm 离心 10 min，各类白细胞及血小板即悬浮在上层黄色血浆中。

2. 吸取黄色血浆 2000 rpm 再离心 15 min。

3. 弃去上清留下底部细胞层，先加入 1 mL 生理盐水将细胞冲散成细胞悬液，再加入 1 mL 浓度 1% 戊二醛（0.1 mol/L PBS pH 7.4）混匀，固定 5 min 后，再次 2000 rpm 离心 15 min。

4. 去上清，留下底部细胞层，加入 0.5 mL PBS 再次冲散制成细胞悬液。

（三）滴膜和固定

1. 用镊子夹住小盖玻片边缘插入 Formvar 液（或多聚赖氨酸）中，稍停片刻即取出平放在干净的蜡盘上。或在小盖玻片上均匀涂抹组织粘片胶，烤干备用。

2. 在 Formvar 膜尚未完全干时将细胞悬液滴在小盖玻片的中央。

3. 滴膜 5~10 min 后用尖角滤纸小心地吸去多余的细胞悬液。

4. 滴加 2.5% 戊二醛固定 30 min（4℃）。

5. 用尖角滤纸吸掉固定液后，用 PBS 反复洗 2~3 次，1% 锇酸固定 1 h（4℃）。

(四)脱水和干燥

1.经 50%～100% 梯度丙酮脱水,再经 50%～100% 醋酸戊酯(无水丙酮配制)中逐级置换丙酮,每级约 5 min,在用无水丙酮脱水时,应更换两次脱水剂,确保脱水完全。

2.用临界点干燥仪进行干燥。

(五)粘样

用双面胶纸或导电胶将小盖玻片粘在扫描样品台上(注意细胞附着面朝上)。

(六)观察

在离子溅射仪内镀膜后即可进行扫描电镜观察。

主要参考文献

[1] Hayat M. A. Principles and techniques of electron microscopy: biological applications. 4th ed [M]. Cambridge University Press, 2000.

[2] Tapia J. C., Kasthuri N., Hayworth K. J., et al. High-contrast en bloc staining of neuronal tissue for field emission scanning electron microscopy[J]. Nat. Protoc. 2012; 7: 193-206.

[3] Leighton S. B., Kuzirian A. M. Sectionless sectioning-a systematic method for scanning electron microscopic examination of embedded tissue[J]. Biol. Bull. 1987; 173: 444-445.

[4] Malick L. E., Wilson R. B., Stetson D. Modified thiocarbohydrazide procedure for scanning electron microscopy: routine use for normal, pathological, or experimental tissues[J]. Stain Technol. 1975; 50: 265-269.

[5] 付洪兰. 实用电子显微镜技术[M]. 高等教育出版社, 2004.

[6] 王春梅, 杨家骥. 医用电子显微学. 第四军医大学电子显微镜中心, 2002.

[7] 杨勇骥, 汤莹, 叶熙亭, 等. 医学生物电子显微镜技术[M]. 第二军医大学出版社, 2012.

第六章

电镜细胞化学技术

电镜细胞化学技术(Electron microscopic cytochemistry),是电镜技术与细胞化学技术相结合而产生的一门新技术,也称超微结构细胞化学(Ultrastructural cytochemistry)。它是从光镜组织化学的基础上发展起来的一种超微结构学技术。该技术以组织化学为基础,将化学研究与形态观察相统一,旨在组织及细胞超微结构的水平上研究细胞内各种生化物质(蛋白质、核酸、脂肪、碳水化合物等)的定位情况以及这些生化物质在细胞内的动态变化,用以阐明细胞内细胞器的生化物质的构成与功能的相互关系。

1.显微化学技术

显微化学技术是指需要借助光镜或电镜来观察的组织化学与细胞化学技术。其中光镜显微化学(microchemistry)是应用某种化学试剂的处理,使组织或细胞的某些组分发生化学反应而产生特殊颜色的染色反应,通过光镜直接鉴定组织或细胞中某含有物的性质和位置的一种方法。分为光镜组织化学(Histochemistry, HC)和细胞化学(Cytochemistry, CC)。如:福尔跟(Feulgen)反应检测 DAN(呈紫红色);聚芳砜(PAS)反应检测多糖(呈紫红色);米伦(Millon)反应检测蛋白/酶类(呈红色);苏丹Ⅲ检测脂类(呈深红色)。

2.电镜细胞化学技术

电镜细胞化学技术是光镜显微化学基础上的延伸与发展,实际上也就是普通细胞化学技术在电镜水平上的发展和应用;亦是组织学与化学结合后的交叉科学,借助电镜检测细胞与组织各化学成分在原位中的定性、定量及代谢变化。其目标是阐明各种细胞成分在生理、病理情况下与细胞结构和功能等之间的关系。即研究细胞内各种成分在超微结构水平上的分布及这些成分在细胞活动过程中的动态变化，以揭示细胞的超微结构与其生化功能间的内在联系。

3. 基本原理

电镜细胞化学技术正在发展与完善中，技术原理也比较复杂，主要有如下几种：①沉淀法，细胞内的物质与试剂（如酶与底物）作用时，或某些金属离子间有化学亲和力（钙离子与焦锑酸、铅离子与磷酸等）作用时形成不溶性产物被电镜检出；②免疫细胞化学法，具有抗原性的大分子与被电子密度高的铁蛋白、酶、胶体金等标记物标记的抗体结合而被电镜检出，其中免疫电镜技术、免疫细胞化学技术等都属此类；③特异酶消化或特异溶剂提取法，细胞内某些物质本来就是电子致密物，用某一专一酶或特异的溶剂使其分解，原有的电子致密物从图像中消失，可以反推该种细胞物质的存在。此为使原本存在的电子致密物质消失的鉴别方法。如在组织、细胞固定前，预先用 RNA 酶，DNA 酶消化，然后再用特异染色，电镜下在相应的部位出现空白区域，以反证核酸的存在。又如要鉴定脂肪可用有机溶剂进行处理。

4. 电镜细胞化学技术的基本要求

特异性，即反应试剂与被检测物具有特异性；结构完整性，即不损伤细胞超微结构；可见性，即反应最终总产物为电镜下能观察的电子致密物；原位性，即被检测的细胞物质在原位沉淀；可重复性，化学反应及被检测物具有可重复性。

5. 主要分类

（1）电镜酶细胞化学技术（Electron Microscopic Enzyme Cytomemistry，EMEC）：通过酶的特异性细胞化学反应产物（高电子密度）显示酶在细胞内的分布与定位。目前，能在电镜下定位的三大类酶包括氧化酶、水解酶和转移酶，已间接证明的通过电镜定位酶的活性作用结果的酶有 100 多种存在。详见本章第一节电镜酶细胞化学技术。

（2）免疫电镜技术（Immunoelectron Microscopy，IEM）是在免疫组化的基础上发展建立的，属于免疫化学和电镜技术结合的产物，为超微结构水平研究抗原抗体结合定位的一种方法学。其原理是采用高电子密度物质(如铁蛋白胶体金)标记特异性的抗体，利用抗原抗体结合反应来显示和研究细胞内外抗原的分布和定位。该技术为抗原亚细胞水平定位提供了强有力工具，也为病毒的快速检测诊断提供了一种新方法。详见第 7 章免疫电镜技术。

(3)细胞特异性染色：如用于光镜的镀金法、镀银法以及铅-铀染色法等。由于这些染色法均可使细胞内某些细胞器或某些组织结构具有特异性的染色作用而能够在电镜下显示。

(4)X-射线微区分析技术、电子特征能量损失谱仪、离子细胞化学技术、超微示踪细胞化学技术、电镜原位杂交技术等均可属电镜细胞化学的范畴。

6.意义及应用

①常规的超薄切片技术已经成熟，非常容易观察到细胞内的各种细微结构，但用这种方法还无法得知细胞内各种成分及其在细胞活动中的变化。②用生化分析的方法可以测得细胞中各种组分的准确含量，但只有破坏细胞结构，把组织匀浆后才能实现，对于了解完整细胞中酶等成分的分布和变化是不适宜的。③利用电镜细胞化学技术研究细胞结构与功能，无需对所要研究的成分进行提取和分离就能获得组织和细胞内该成分的定位、代谢等信息。对分子生物学或生物化学来说，电镜细胞化学既可先行指路，又可相互佐证，可将分子生物学、生物化学和超微结构研究等多方面有机地联系，在尽量保持细胞内固有结构的基础上显示分子生物学研究对象及其生化反应在细胞器、膜系统、大分子复合体等的情况，这就将超微结构和机能反应紧密地结合起来。电镜酶细胞化学技术主要应用于细胞内蛋白质(酶)、核酸、碳水化合物、脂类、钙离子、磷酸盐离子等的定性、定位及半定量研究。

第一节　电镜酶细胞化学技术

由于酶在生命活动中占有极其重要的地位，离开了酶，一切生命活动所需要的物质代谢都不能进行。因此，研究酶细胞化学对了解细胞的结构与功能，从而进一步阐明细胞活动的规律，以及各种生理和病理现象具有重要的意义。细胞中有很多酶，它们的分布不是杂乱的，而是有其特定的超微结构位置和分布规律，这种酶分布的特定部位称为酶的定位。生化方法已鉴定出生物体内存在 2000 余种不同功能的酶。采用光镜方法也能对 100 余种不同的酶在各组织或细胞内的定位进行观察。电镜酶细胞化学技术则是在超微形态保存良好的组织中，在酶存在的部位显示酶活性，侧重于显示细胞器的标志酶及其动态变化水平。目前能在电镜下定位的酶主要有三大类，即水解酶、氧化还原酶和转移酶。电镜酶细胞化学技术发展50 余年来，已能观察 100 余种酶在各种细胞器的定位，将超微结构和机能反应更加紧密地结合起来进行探讨，这样对更加准确地揭示各种酶在细胞内的分布和定量，阐明细胞活动规律及生理、病理现象都具有意义。

表 6-1　电镜酶细胞化学与光镜酶组织化学的比较

电镜酶细胞化学	光镜酶组织化学
分辨率高	分辨率低
易于鉴别和定位	难于鉴别细胞器和酶的精确位置
反应产物必须具有高电子密度	反应产物必须有颜色标识
可显示 100 余种酶	可显示 100 余种酶

一、概述

1. 定义

在超微结构水平观察和研究各种酶在细胞内的分布及变化规律的技术，或借助酶的特异性细胞化学反应产物间接地显示各种酶在细胞内的超微结构水平定位的技术为电镜酶细胞化学技术。

2. 原理

酶专一催化添加的底物产生可溶性电子密度低的反应产物，重金属离子等捕获剂与初级反应产物产生不溶性电子密度高的终产物,并在电镜下可见。

3.基本实验方法

(1)低温冷冻超薄切片法

取材→低温冷冻(液氮,−10℃)→超薄切片(低温)酶细胞化学反应→低温干燥→TEM 观察。

(2)常温超薄切片法(包埋前反应)

取材预固→清洗→切厚片→孵育(酶反应)→后固定→常规脱水、包埋、切片→TEM 观察。

4.实验原则与注意事项

尽量保存酶的活性;尽量保存酶的结构的完整性;尽量保存酶与底物在原位发生反应和沉积;反应产物要具有高密度电子散射能力。

二、酶的细胞化学反应

1.定义

我们没有办法直接在电镜下观察到细胞内的酶,只能通过酶的细胞化学反应间接地证明酶的存在与定位。常用的方法是:在一定的条件下使细胞内的酶作用于酶的底物,再将酶反应的产物作为反应物质,在酶的作用部位进行捕捉,使其在电镜下具有可见性。这种在酶作用下产生反应产物,经捕捉反应来间接证明酶定位的反应称为酶的细胞化学反应。

2.反应过程

$$底物 \xrightarrow[(酶反应)]{酶+条件} 初级反应产物 \xrightarrow[(捕捉反应)]{捕捉剂} 最终反应产物$$

可见包括 2 个反应和 2 个反应产物。第一个为酶反应:在一定条件下(如 pH、温度、时间等要求),细胞内酶作用于酶底物,产生初级产物。第二个为捕捉反应:

利用捕捉剂与初级反应产物作用，生成最终产物。

3.反应条件

(1)酶作用环境的最适 pH：酶分子中含有许多极性基团，在不同的 pH 环境中，这些基团的离解状态不同，而酶的活性中心往往只在某一解离状态时最有利于同底物结合，而且 pH 的改变会影响酶的解离。因此，pH 对酶的活性影响很大，酶催化活性最大时的环境 pH，称为酶作用的最适 pH。

(2)酶反应的最适温度：即酶反应速度最快时的环境温度(35℃～40℃)。温度过高，酶变性；温度过低，酶活性下降。

(3)酶反应的最佳时间：时间往往与温度有关，如温度升高，时间则短，温度降低则反应时间需延长。但时间延长，酶易扩散，影响其准确定位。

4.如何解决酶细胞化学反应产物的特异性问题

选择适当的反应底物：酶细胞化学反应的重要基础是酶的底物特异性，即大多数酶对催化反应中的底物具有高度的特异性，即某种酶只特异性地作用于该酶的底物。实验设计酶的细胞化学反应时，关键是要找到目标酶的特异性底物。如表 6-2，酶与底物一对一的关系，具有特异性。

表 6-2　酶与底物一对一

酶	底物
G-6-P 酶	G-6-P 盐
琥珀酸脱氢酶	琥珀酸盐

但是，也有多种酶作用于同一底物的情况，如 ATP 酶、腺苷酸环化酶等都能作用于底物 ATP(表 6-3)。这种情况下，同一底物能同时与几种酶发生反应，给酶的化学定位带来了困难。此种情况下就必须采取其他方法(解决办法①～③)加以限制以保证酶反应产物的特异性。

表 6-3　一种酶作用于多种底物

酶	底物(共同)
ATP 酶	ATP
腺苷酸环化酶	
ACP	β-甘油磷酸钠
AKP	

因此,在实验时,要充分考虑酶的性质,采用其他条件以确保反应产物的特异性以排除假阳性。解决办法有:①寻找新的底物:以腺苷酸环化酶为例,用 AMP-PNP(腺嘌呤核苷酰基亚胺二磷酸)代替 ATP 作为底物,其不受 ATP 酶的水解,在腺苷酸环化酶作用下,它可以游离出亚胺二磷酸,后者可被铅离子捕捉以显示腺苷酸环化酶的定位。②选择适当的 pH 范围:如各种磷酸酶(酸性磷酸酶、碱性磷酸酶)能作用于相同的底物,但各种酶的最适 pH 不同。因此,可通过各种酶的活性均具有最适 pH 的特点来获得特异的酶反应,当不同的酶作用于同一底物时,可用不同的 pH 范围进行限制活性而鉴别。

表 6-4　酶活性的最佳 pH 范围

酶	底物(共同)	最适 pH
ACP	ROPO4Na	5.0~5.2
AKP		9.2

③利用特异性的抑制剂进行鉴别:某些物质的基团对酶的活性具有特异性的抑制作用,通过使用抑制剂抑制不需要的酶。如图 6-1。

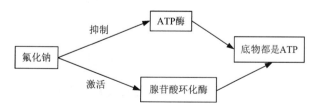

图 6-1　特异性抑制剂鉴别底物相同的两种酶

三、捕捉反应

电镜酶细胞化学中捕捉反应的方法很多，其中最常用的是金属盐沉淀法、嗜锇性物质生成法两种。

1. 金属盐沉淀法

原理是使酶反应产生的反应产物与重金属结合，产生高电子密度的沉淀。常用铅、铜、钡、铈等金属的盐类。如铅盐沉淀法，适合用于 ATP 酶、腺苷酸环化酶（cAMP）、碱性磷酸酶（AKP）、酸性磷酸酶（ACP）、葡萄糖-6-磷酸酶（G-6-P）、DNA 酶、RNA 酶、转氨酶、酯酶等。

2. 嗜锇性物质生成法

原理是使酶反应产生嗜锇性中间产物，再与锇酸作用产生高电子密度的锇黑。现介绍锇黑法、DAB 法。

（1）锇黑法：Seligman（1961—1971）发现在脱氢酶的细胞化学术中，初级产物与锇酸起反应生成锇黑，为不溶性的高电子密度产物（图 6-2）。应用于脂酸酶、胆碱脂酶、细胞色素氧化酶等。

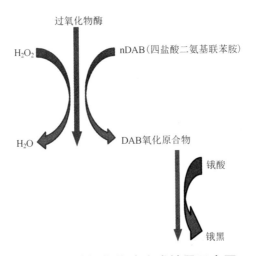

图 6-2　过氧化物酶生成锇黑示意图

（2）二氨基联苯胺法（DAB法）：这是氧化还原酶细胞化学反应中最常用的一种方法。

在酶作用下，生成"嗜锇"性捕捉底物——四盐酸3、3′二胺基联苯胺（DAB），很容易氧化聚合，生成一种嗜锇性很强的物质，经锇酸固定后在电镜下具有很高的电子密度，称锇黑。经锇黑而显示酶的部位。适用于过氧化物酶、细胞色素氧化酶等。

四、酶细胞化学反应实验流程

由于各种酶的性质不同，它们的细胞化学反应原理和条件也不一样。因此，每一种酶都有其具体的细胞化学实验方法与流程。但是，酶细胞化学反应实验流程基本包含下面三个基本步骤：①酶的固定：使酶固定于细胞内所在的部位，防止移位；②酶的特异性反应：酶与底物一对一作用；③反应产物在电镜下可见。

基本方法与步骤：

1. 取材与固定

方法与标本来源有关。固定液为戊二醛或戊二醛与甲醛混合液或其他特殊要求的固定液、固定方式等。固定液的浓度和固定时间必须根据酶的性质、组织的种类等多方因素综合考虑。

2. 漂洗组织

4℃环境中，用0.1 mol/L二甲申酸钠缓冲液（pH 7.4）漂洗组织，洗去固定液。漂洗时间一般在2 h以上，有些酶需漂洗过夜。

3. 切组织厚片

将漂洗干净的组织切成25~75 μm组织片，可用我室自主研制的切片装置（图6-3示），将切好的组织厚片浸在缓冲液里，置4℃冰箱，待用。如果没有组织切片机，可用锋利刀片将组织尽可能切薄，但在超薄切片时，注意只能使用组织表面30~40 μm的部分。

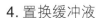

4. 置换缓冲液

将组织厚片放入配置孵育液用的缓冲液中，换液 2~3 次，每次 5~10 min，于 4℃操作。必要时可预先将组织片放入没有底物的孵育液中浸透 20 min 左右，使组织内部建立所需的 pH 条件以及足够的捕捉剂浓度。

5. 孵育

将组织片放在新鲜配置的孵育液中，在振荡式恒温水浴箱中孵育。孵育过程中不断振荡孵育液，使其更容易渗入组织内。孵育温度和时间根据不同的酶及组织而定。

6. 漂洗组织

首先用配制孵育液用的缓冲液漂洗组织 2~3 次，每次 5 min，然后用 0.1 mol/L 二甲申酸钠缓冲液 2~3 次。目的是去除组织中剩留的各种孵育液试剂，特别是铅离子。

7. 后固定

用 1% 锇酸固定液对组织作后固定。由于组织较薄，在 4℃ 环境固定时间<1 h。

8. 脱水

丙酮或酒精梯度脱水(50%、70%、90%、100%)，不进行块染环节。

9. 浸泡与包埋

同常规透射电镜样品制备，注意温度控制，通常温度不超过 62℃。

10. 超薄切片与电子染色

超薄切片不宜太薄，一般 70~90nm(金黄色)为宜。对超薄切片的电子染色要慎重，染色的时间适当缩短，因为电子染色可能会模糊细胞化学反应的细节，染色液也可与细胞化学反应产物起反应。因此，必须观察未染色的切片，确认染色对细胞化学反应产物没有干扰的情况下才作常规超薄切片染色,同时设置不染色组进行对照。

11. 透射电镜下观察

低倍视野观察组织与细胞结构,高倍视野显示阳性部位。

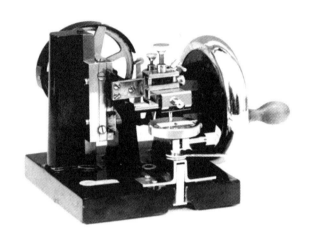

图 6-3　HM-881 型组织切片机装置

曾庆善,朱小京等,1991 年

五、酶细胞化学反应中特异性的验证方法

如何保证反应产物即是被检测的目标(酶)呢?这就要求采取一系列措施保证检测结果的特异性。首先是多设对照组识别与排除非特异性产物:①加抑制剂抑制目标酶的活性,如检测细胞色素氧化酶时加 NaCN 抑制其活性,结果应为阴性。②用去底物孵育液作对照组。如标本内有内源性底物存在时,则孵育前充分漂洗,结果应为阴性。③用目标酶激活剂,确认此组酶活性是否上升。第二是人工产物—着色假象的识别:①排除酶扩散现象:主要是反应时间过长,温度过高或组织切片时机械压力所致;②排除电子染色污染,设置不染色组对照观察。

第二节　蛋白质电镜细胞化学

1. 磷钨酸(phosphotungstic acid, PTA)染色法

PTA 在酸性水溶液中或某些有机溶剂存在时，其阴离子与蛋白质分子正电荷结合形成电子致密的沉淀物被检测，可显示细胞内总蛋白质。

举例：乙醇磷钨酸染色电镜下检测心肌蛋白质聚集物的流程如下：用冰冻的 0.1 mol/L 二甲砷酸盐缓冲液配成的 2% 多聚甲醛和 2.5% 戊二醛溶液，用震动器将心肌标本切成厚约 200 μm 的组织片。用 0.1 mol/L 二甲砷酸盐缓冲液配成的 4% 戊二醛溶液(pH 7.4)后固定 1 h，用梯度(30%、50%、70%、70%、90%、100%)乙醇脱水，乙醇磷钨酸染色 50 min(用 10 mL 100% 乙醇溶解 0.1 mg 磷钨酸，再加 4 滴 95%的乙醇)，在染色 25 min 时换乙醇磷钨酸液一次。组织块在纯丙酮中进一步脱水，然后包埋在 Durcupan ACM 树脂中，切成 50nm 的薄片，于电镜下观察蛋白质聚集物的存在及分布。

2. 氨银染色法

氨化硝酸银与碱性蛋白如组蛋白等反应形成金属银颗粒沉淀。用于检测碱性蛋白质。

3. 六亚甲四氨银染色法

蛋白质-SH 把碱性底物中的 Ag+还原为金属银在切片上形成银颗粒。适于显示 SH-蛋白质。

第三节　核酸大分子的电镜样品制备

核酸是遗传信息的载体与传递者，在生命活动中起着十分重要的作用。因此，人们一直都在探索，如何应用电镜对核酸等遗传物质进行直接观察。直到 1959 年

德国科学家 Klein-schmidt 介绍了核酸大分子的电镜样品制备方法后，才使电镜在核酸研究中的应用成为可能。在核酸的研究中，电镜不仅能看到核酸的单链、双链、环状、支链、卷曲或线状等不同形态，而且还可测量它们的长度以及计算它们的分子量。因此，用电镜研究核酸已成为分子生物学的重要方法之一。

1.展开法，是 Kleinschmidt 提出的核酸大分子的电镜样品制备方法，经过不断的改进和发展，已成为今天广泛应用的技术。其原理是根据球状的碱性蛋白能够在低盐溶液（或水溶液）的表面上形成不溶的变性薄膜。只要蛋白质的浓度和蛋白质溶液的体积合适，薄膜就能扩展成单分子层，即由伸展的肽链构成蛋白质分子网。在这种蛋白质单层分子网中，肽链的碱性侧链基团是带正电荷的。因此，当蛋白质溶液中含有核酸大分子时，带正电的碱性蛋白质分子会包围带负电的核酸分子。当蛋白质分子在低盐溶液的表面上呈单分子层展开时，由于静电引力的作用，核酸分子也同时被展开，并浮在溶液的表面上。这种方法通常叫展开法。所用的含有核酸大分子的蛋白质溶液叫展开液，又称上相液。而使蛋白质在其表面上展开成单分子层的低盐溶液或水溶液，叫下相液。通常是将核酸置于含有细胞色素 C（Cytochromec）的溶液中（上相液），让其在下相溶液的表面上形成单分子膜，使核酸分子也随着被展开。然后，用带支持膜的铜网捞取。用这种方法可以保证核酸分子的完整性和相似于溶液的构型。另外，碱性蛋白质分子可以绕在 DNA 分子上，使 DNA 分子加粗或增宽 10~20 Å，这更有利于电镜观察。

目前所用的展开法，由于溶液成分不同，可分为醋酸胺法和甲酰胺法两种。醋酸胺法用于观察双链 DNA 效果比较好。下面只介绍一种醋酸胺法用的配方。

上相液：

细胞色素 C   0.1 mg/mL

核酸   0.5~2 μg/mL

醋酸胺   0.5~1 M

EDTA   1 mM

最后 pH 调到 7~8 之间。上相液中用的 EDTA 主要是限制核酸中 DNA 酶的作用。上相液配好后最好在 2 小时以内使用。

下相液：

醋酸胺   0.1~0.5 M

pH 调到 7~8 之间。由于下相液容易酸化，最好是使用前新鲜配制。

用展开法制备的核酸样品，由于反差很弱，在电镜下是无法观察的。因此，必须提高其反差，才能用电镜进行观察。常用的提高反差的方法有染色和金属投影。目前用的染色剂有醋酸铀和磷钨酸。如用 0.05-0.005 M 的醋酸铀水溶液（含 50 mM 盐酸）作为染液。平时置于暗处贮存，临用前一小时，用 90% 乙醇稀释 100 倍后使用。染色 30 秒钟左右。染色比较简单，可大大缩短制样时间。

2. 醋酸双氧铀、钨酸钠等重金属盐或钨酸盐-吡啶黄等复合物处理样品使核酸染色。如醋酸铀选择性侵染有核蛋白的核酸。

3. 盐酸处理样品，其还原作用使核酸暴露出醛基-CHO，并与含 Ag^+ 底物反应产生电子致密沉淀物。如孚尔根-六亚甲四胺银染色法对 DNA 有一定特异性；孚尔根-锡夫-乙醇铊染色法可高度选择侵染 DNA。醋酸双氧铀-EDTA 染色法侵染细胞 RNA。

第四节　电镜原位核酸分子杂交技术

1. 原理

利用已知序列的 DNA 或 RNA 片段为探针：按照碱基互补配对原则识别与之互补的靶 DNA 或 RNA，形成 DNA-DNA（southern 杂交）或 RNA-DNA（northern 杂交）的杂交。

2. 探针标记物

核素、生物素、荧光素（受激发显示荧光）、胶体金等，通过探针来显示杂交结构。

3. 电镜原位杂交种类（根据标本和包埋剂不同选择方法）

①包埋前原位杂交：样品—固定（多聚甲醛—戊二醛混合液）—振荡切片—原位杂交—示踪标记（胶体金或酶标）—锇酸固定—脱水—包埋—超薄切片—铅铀染色—电镜观察。②包埋后原位杂交：样品—固定（多聚甲醛—戊二醛混合液）—振荡切片—原位杂交—示踪标记（胶体金或酶标）—振荡切片—示踪标记（胶体金或

酶标)—锇酸固定—脱水—包埋—超薄切片—原位杂交—铅铀染色—电镜观察。

第五节　其他电镜细胞化学技术

1. 细胞器的电镜酶细胞化学

细胞器具有特异性标志酶：溶酶体(酸性磷酸酶，ACP)、线粒体(琥珀酸脱氢酶，SDH、细胞色素氧化酶)、内质网(G-6-P)、高尔基体(NADP 酶、TPP 酶、CMP 酶)、微体(过氧化氢酶)、细胞膜(5′-核苷酸酶)。

2. 无机盐的电镜细胞化学

原理：金属离子与无机离子产生特异性的结合反应生成电子致密物沉淀对应该离子细胞定位。钙离子定位：钙离子在细胞内高度隔室化，形成浓度不同的钙池。磷酸盐或草酸盐与钙离子反应在原位沉淀，再用焦锑酸盐反应替代磷酸盐或草酸盐形成电子致密物焦锑酸钙而被电镜检出。氧自由基或(H_2O_2)定位：O^{-2}、HO 等可转化为 H_2O_2，H_2O_2 可与铈离子 Ce^+ 反应生成沉淀，而且 O^{-2} 在 Mn^+ 存在时与 2-氨基联苯胺 DAB 反应生成嗜锇物质，所以通过 Ce^+ 或 Mn^+ 加 DAB 反应可确定氧自由基位置。

3. 凝集素显示糖类细胞化学

一种糖蛋白，能与糖专一性结合，将凝集素与荧光素、酶、生物素、胶体金等结合而不影响其活性，可作为研究细胞膜的探针。另外还有脂类的电镜细胞化学技术、碳水化合物的电镜细胞化学技术等。

第六节　电镜酶细胞化学技术实验中的注意事项

1. 固定液种类的选择及浓度

原则上优先考虑保存酶活性，一般采用醛类固定剂。甲醛对酶活性的保存优于戊二醛，但对细胞的超微结构保存略差。因为甲醛的渗透速度比戊二醛快，离体组织需要尽快固定防止酶自溶或变性，而固定时间又受固定液的渗透速度限制，为发挥二者的长处，对特殊酶类可采用2%甲醛液+2.5%戊二醛混合固定。通常，电镜酶细胞化学技术中样品固定用0.5%~2%戊二醛或4%多聚甲醛，4℃环境中，2 h固定。由于各种酶对戊二醛的敏感度不同，例如血小板过氧化物酶对戊二醛很敏感，超过1.5%就会使酶活性受损，而采用2%的多聚甲醛+0.5%戊二醛混合固定液进行固定。锇酸会使多数酶的活性丢失，故禁忌在酶反应前使用锇酸。

2. 固定方式

尽可能采用血管灌注固定，如果浸泡固定，温度控制在0℃~4℃。

3. 固定时间

固定时间应根据酶的活性及性质决定，如血小板过氧化物酶固定时间不超过30 min。通常需做预实验来确认最佳固定时间段。

4. 样品酶反应的厚度

一般样品厚度为30~50 μm，孵育1 h左右；厚度为50~75 μm孵育2 h左右。

5. 孵育液与漂洗液

用前新配制，要求为分析纯级别，玻璃器皿必须非常洁净。调节pH至酶反应的最适值。

6.超薄切片的捞取

细胞的酶反应有一定的渗透范围,所以超薄切片尽量捞取前面 5~10 片,以增加阳性检出率。

主要参考文献

[1] 付洪兰. 实用电子显微镜技术[M]. 北京:高等教育出版社,2004.

[2] 杨勇骥,汤滢,叶熙亭,等. 医学生物医学电镜技术[M]. 上海:第二军医大学出版社,2012.

[3] 曾庆善,朱小京.一种新型电镜细胞化学组织切片装置[J]. 湖南医科大学学报,1990,15(2):185-188.

[4] 小川和郎,中根一惠. 朴英杰译.组织细胞化学技术-细胞膜[M].广州:中山大学出版社,1991.

[5] 汤雪明.超微结构酶细胞化学技术的建立和应用[J].细胞生物学杂志,1995,7(增刊):3-4.

[6] 金立强,张东生.标志酶的电镜细胞化学技术探讨[J]. 现代医学,2007,35(6):475-477.

[7] 张向红,朱传菊,王立言. 酸性磷酸酶电镜细胞化学技术用于大鼠子宫内膜研究的改良方法[J]. 社区医学杂志,2012,10(18):70-80.

[8] CortesK, Diaspro A, Tacchetic. A dvanced correlative light/electron microscopy:current methods and new developments using Tokuyasu cryosections[J]. J histochem-Cytochem, 2009, 57(12):1103-1112.

[9] Wanderley de Souza, Carolina L. Alcantara, Narcisa L. Cunha e Silva. Electron microscopy cytochemistry and three-dimensional reconstruction of labeled structures in Trypanosoma cruzi[J]. Parasitology research, 2020, https://doi.org/10.1007/s00436-020-06798-x.

[10] Fahimi HD. Cytochemical Detection of Peroxisomes in Light and Electron Microscopy with 3, 3'-diaminobenzidine[J]. Methods Mol Biol, 2017; 1595: 93-100. doi: 10.1007/978-1-4939-6937-1-10.

[11] Sedar AW, Berde RM. Locallization of the Succinic Dehydrogenase System in E scherichia Coli Using Combined Techniques of Cytochemistry and Electron Microscopy[J]. J Cell Biol, 1965; 24(2): 285-295. doi: 10.1083/jcb.24.2.285.

［12］ SABATINI DD, BENSCH K, BARRNETT RJ. Cytochemistry and electron microscopy. The preservation of cellular ultrastructure and enzymatic activity by aldehyde fixation［J］. J Cell Biol, 1963; 17(1): 19-58. doi: 10. 1083/jcb. 17. 1. 19.

［13］ Roth J, Li WP, Knibbs RN, et al. Differential expression of cell surface sialoglycoconjugates on wild-type and cultured Ehrlich tumor cells as revealed by quantitative lectin-gold ultrastructural cytochemistry［J］. Proc Natl Acad Sci U S A, 1994; 91(24): 11353-11357. doi: 10. 1073/pnas. 91. 24. 11353.

第七章

免疫电镜细胞化学技术

电镜免疫细胞化学技术简称免疫电镜技术（Immunoelectron microscopy，IEM），是利用抗原与抗体特异性结合的原理，在超微结构水平定位、定性及半定量组织或细胞内抗原的技术。它是在光镜免疫组织化学（Immunohistochemistry，IHC）、免疫细胞化学（Immunocytochemistry，ICC）基础上的延伸与发展，实际上也就是免疫学技术在电镜水平上的发展和应用，是免疫化学技术与电镜技术相结合的产物。免疫电镜技术根据抗原抗体的高度特异性结合原理，采用高电子密度物质（如铁蛋白、胶体金等）标记特异性的抗体，利用抗原抗体结合反应，在超微结构水平上来显示和研究细胞内外某些抗原的分布、定位、定性、半定量的一种方法。可有效弥补光镜观察及免疫病理分辨率的不足，对相关分子进行准确定位。

第一节　概述

一、分类

免疫电镜技术主要分为两大类：一类是免疫凝集电镜技术，即采用抗原抗体凝集反应后，再经负染色直接在电镜下观察标记结果，由 Andegson 和 Seanley 于 1941 年创建；另一类则是免疫电镜定位技术。由电镜成像原理可知：电镜无法直接显示组织或细胞内抗原与抗体的免疫反应物，必须将抗体标记上原子序数大的物质或者密度高的物质才能清楚示踪。为此,免疫电镜技术主要经历了铁蛋白标记技术、酶标记技术和胶体金标记技术及使用低温包埋剂的四个发展阶段。

二、免疫电镜发展史

(一)铁蛋白标记技术

由 Singer(1959 年)建立。该技术使用具有较高密度的铁蛋白标记抗体,在亚细胞水平定位细胞表面抗原。铁蛋白是一种直径 10~12 nm 球形、具有高电子密度的蛋白质(分子量 450 KD),抗体与铁蛋白通过低分子量的偶联剂形成抗体—铁蛋白复合物,该复合物既保留了抗体的免疫活性,又具有高电子密度,故可以在电镜下检测。但由于铁蛋白分子量较大不易穿透细胞膜,进入细胞内有一定困难,目前该技术仅限于细胞膜表面抗原的检测,故应用较少。为解决此难题,学者们进一步研究,又提出酶标记及胶体金标记,它们的分子量小,可同时用作光镜和电镜的标记。

(二)酶标记免疫电镜技术

1966 年,Graham RC Jr 与 Karnovsky MJ 免疫标记定位了过氧化物酶。1968 年 Nakane 与 Pierce 建立了可用于细胞内抗原定位的酶标记免疫电镜技术。该技术是将酶与抗体(主要是过氧化物酶)交联,抗体与抗原反应,再用 DAB 与 H_2O_2 反应生成棕色沉淀,显示过氧化氢酶的活性部位,棕色沉淀的反应物可在光镜下显示、定位;棕色沉淀与 OSO_4 结合后形成一定电子密度的锇黑,可电镜下定位观察。过氧化物酶质量小,用来定位细胞内抗原。酶标记法的缺点是反应产物会发生一定程度的扩散,定位精度稍差。因此,目前已逐步被胶体金所取代。

(三)胶体金标记技术

1971 年,Faulk 和 Taylor 将兔抗沙门氏菌抗血清与胶体金颗粒结合,采用直接法检测细胞表面抗原,标志着胶体金标记免疫电镜技术的正式诞生,经过多年的发展、改进与完善,该技术已成为免疫电镜的主体技术。它是利用金颗粒在碱性环境中可吸附离子而带负电荷的性质,可吸附大分子物质,使其与抗体相吸附而标记。

胶体金吸附蛋白质迅速,且蛋白质活性基本不变。目前用于免疫电镜胶体金有较多种类,如抗体–胶体金、SPA–胶体金、卵蛋白素–胶体金及植物凝集素–胶体金等。如加入一定量的电解质如 NaCL,胶体金则由红色变成蓝色,发生沉聚;如要防止胶体金沉聚,保护措施是加入一定量的亲水性大分子,则溶胶稳定,防止胶体金沉聚。胶体金探针制备容易并可以根据需要制备成不同大小颗粒而进行单标、双标记或多标记。对氯化金酸和柠檬酸钠还原剂溶液进行烧煮,金离子被还原成为金原子而聚集成微结晶,随着更多氯化金被还原,微结晶变大,直到所有的氯化金被还原。还原剂的种类和浓度决定了颗粒的最终大小(1~150nm)。胶体金也是扫描电镜免疫标记的理想示踪物,它既能单独也可以经银染色增强后在扫描电镜下观察。胶体金无致癌性,使用安全。胶体金作为特异细胞成分的示踪物具有独特优势,常用于细胞表面和细胞内多种抗原的精确定位,还可以选取直径不同的胶体金颗粒进行双标或多重标记。可见,胶体金标记抗体技术在电镜水平应用有许多优点:灵敏度高,染色简便,显色结果可长期保存;并且可进行双重或多重标记;金颗粒具有很高的电子密度,在电镜下金颗粒清晰可辨,易于与其他免疫产物相区别。同时,胶体金免疫电镜技术也具有一定的局限性,其对实验条件要求严格,存在一定的条件误差。此外,该技术对操作者有一定的要求,在技术上也有一定的难度,需要多次摸索。由于金颗粒具有强烈的继发电子的能力,不仅可以用于透射电镜的超薄切片观察,也可以用于扫描电镜对细胞表面的抗原、受体进行标记定位观察;胶体金标记液无毒性,对人体无损,使用安全。胶体金稳定性好,金颗粒大小固定,形状规则,反差大,分辨率高。可见,胶体金作为特异细胞成分的示踪物得到广泛应用。近十余年来胶体金标记已经发展为一项重要的免疫标记技术,并越来越受到重视和广泛应用。免疫电镜胶体金标记法近年来被成功地应用于生物学的各个方面,并取得了长足的进展,解决了一些过去在超微结构水平未能解决的问题。通过胶体金标记的特异性抗体可检测肾小球内的蛋白成分或致密物的性质及分布,为肾病的诊断及发病机制提供更精确的信息和诊断依据。因此,在肾病理精准分型中免疫电镜技术得到了广泛的应用。

(四)低温包埋剂在免疫电镜中的应用

1982 年,Carlemalm 等开始将甲基丙烯酸酯 Lowicryl 系列低温包埋剂运用到免疫电镜制样中。随后,Jurgen Roth 将亲水性 LR White 包埋树脂应用在包埋后切片的免疫电镜技术中。

第二节　免疫电镜的样品制备

不同的免疫电镜技术具有各自独特的技术方法,但一般流程均包括:免疫血清(抗体)的制备、固定和取材、包埋、免疫染色和对照试验。现分述如下:

一、抗体制备及标记

准备特异性高、亲和力强的高效价抗体是获得理想的免疫标记结果的首要条件。抗体可购买或自己制备。大分子完全抗原,可直接免疫动物如家兔、山羊、豚鼠、小鼠来获得抗体。半抗原,则需用偶联剂使半抗原与大分子物质结合成复合物,再去免疫动物产生抗体,大分子物质称为载体蛋白,以甲状腺球蛋白、牛血清白蛋白或血蓝蛋白最为常用。偶联剂为戊二醛或碳二酰亚胺等。目前细胞杂交瘤技术制备的单克隆抗体最为理想。

虽然抗原与抗体结合是特异的,但在电镜下却是不可见的,所以需要在抗体上结合标记物,此抗体结合标记物后,仍然保持相应的生物活性,仍能与组织细胞内的对应抗原发生特异性反应。这种抗体与标记物的连接称为"抗体标记"。标记抗体的方法有:酶标记法,如辣根过氧化酶、碱性磷酸酶、葡萄糖氧化酶等标记抗体;铁蛋白标记法;重金属标记法,如胶体金标记抗体;同位素标记法;荧光标记法等。故根据抗体标记方法的不同,免疫电镜技术又分为免疫酶标技术、免疫胶体金技术、免疫铁蛋白技术等。

二、标本的处理

(一)取材

动物组织用锋利的双面剃须刀片切成 3 mm×2 mm×1 mm 块状,固定 30 min 后用振动切片机、组织切片机等将其切成 20~75 μm 的厚片。建议动物做血管灌注固定 30~60 min，随后切取厚片再浸泡固定。悬浮培养细胞及体液标本可以先进行离心，贴壁细胞可用胰酶消化或软橡皮刮推落细胞再离心、收集。免疫扫描电镜组织取材体积可以增大，但要求被观察表面清洁（清洁表面的血液、黏液等必须在固定前完成）。其他取材要求同常规透射电镜技术。

（二）固定

为了既能将抗原准确定位甚至定量，又能观察到近似于生活状态下的细胞超微结构，必须选择合适的固定剂，慎重处理样品。例如 1% 多聚甲醛对组织细胞的抗原性影响较小，戊二醛浓度超过 0.1% 时，细胞抗原就会迅速减弱。但戊二醛浓度低于 0.01%~0.05% 时，对抗原性的影响便不显著，而细胞超微结构的保存可获得很大改善。迄今已知的各种固定剂常会对抗原的活性产生不同程度影响，为了保存细胞的超微结构和抗原活性，应通过预试验，筛选与确定固定剂的种类、浓度、温度、pH 及固定时间和方式，可用已知效价的抗原进行预实验，选择合适的固定剂、固定方法、最佳溶液浓度与固定时间等。

常用的免疫电镜标本固定液：

（1）1%~2% 多聚甲醛+（0.01%~0.05%）戊二醛固定液（简称 PG 混合固定液）：1% 多聚甲醛对组织细胞的抗原性影响不明显，若加入超过 0.1% 戊二醛，抗原性就会迅速减弱；当戊二醛的浓度低到 0.01%~0.05%时，对抗原性的影响便不显著，而细胞超微结构的保存也可获得很大改善。所以推荐用 1% 多聚甲醛加 0.01%~0.05% 戊二醛作为免疫电镜标本的固定剂，固定时间为 2~5 h。对有些抗原性较强的标本，也可采用 4% 多聚甲醛加 0.05%~0.5% 戊二醛进行固定。某些抗原对戊二醛极其敏感，固定液只能用 2%~4% 多聚甲醛，而不能加戊二醛。固定不充分会导致抗原丢失或移位，同时醛类等交联固定剂会改变蛋白质分子的结构而影响其抗原性，所以在不明显影响抗原性的前提下，选择合适的固定浓度和时间，尽可能保证固定的强度和效果。

（2）过碘酸盐-赖氨酸-多聚甲醛混合固定液，简称 PLP 固定液（Mclean IW，Nakane PK，et al）：PLP 液含 0.01 mol/L 过碘酸钠、0.1 mol/L 赖氨酸、2% 多聚甲醛及 0.05 mol/L 磷酸缓冲液，固定时间 6~18 h，该固定液特别对含糖类丰富的组织固定效果好，其机制是借助过碘酸盐可氧化抗原。固定剂使其羟基变为醛基，这样赖氨酸的双价氨基就能与醛基结合从而把抗原交联起来。由于大多数组织及细胞内的抗原多数由蛋白质和糖两部分组成，抗原决定簇位于蛋白部分。该固定剂可选择性地固定糖类，这样既稳定了抗原，又不影响抗原决定簇与抗体的结合。加入低浓度的多聚甲醛则能稳定蛋白质与脂类。因为赖氨酸价格较贵，此固定液不如 PG 固定液经济。具体配制方法如下：称取赖氨酸，用双蒸水溶解，配成终浓度 0.2 mol/L 赖氨酸液。用 0.1 mol/L Na_2HPO_4 调 pH 至 7.4，再加 0.1 mol/L 磷酸缓冲液(pH 7.4)，使其变为 0.1 mol/L 赖氨酸液，4℃ 保存，2 周内可以使用。配制 8% 多聚甲醛液，4℃ 保存。临用前，取 3 份赖氨酸液加 1 份多聚甲醛液，最后加入过碘酸钠，使其成为终浓度为 0.2% 的固定液。

（3）苦味酸-多聚甲醛-戊二醛固定液(简称 PAPG)：PAPG 液含 4% 多聚甲醛、15%(V/V) 苦味酸、0.5% 戊二醛、pH 为 7.3。苦味酸穿透迅速，可在不影响抗原活性的前提下固定蛋白质，改善对膜和胞质的保存。特别是不能采用高浓度的戊二醛与锇酸做后固定时(如包埋后的免疫标记)，在前固定液中加入苦味酸对抗原性影响小及有利于膜和胞质超微结构的保存。

常用的固定方式：①灌注固定：这是固定效果最好的方式，能使超微结构得到很好的保存。以大鼠为例，麻醉后，用注射针头经左心室向主动脉灌注固定液，静脉压为 120 mmHg，在 5~15 min 内每 200g 体重灌注 150 mL 固定液。血管灌注固定时其固定液浓度可适当降低。取材后用相同的固定液继续浸泡固定 4 h。②浸没固定：将手术或灌注后切成的标本块浸没在固定液中固定，浸没固定时间常为 2~5 h，游离细胞固定 0.5~1 h。③微波固定：微波固定有利于抗原活性的保存。在微波炉内用烧杯盛 1000 mL 以上的冷水吸收热量，还可合并采用微波间隔照射(可控制溶液温度在 35℃ 以下)，微波辐射时用高档，时间 10 s。然后，继续用化学固定液固定 1~2 h。

三、免疫染色

根据标本是否需要切片分为两类：全组织标本免疫标记及切片免疫标记。全组织标本免疫标记(Whole mount immunolabelling)：适用于不需要超薄切片的微小片状或颗粒结构，如病毒、外泌体等，免疫染色的方法类似于免疫细胞化学的程序。

需要切片的样品根据免疫标记与标本包埋之间的不同关系，可分为：包埋前免疫标记、包埋后免疫标记和不用包埋的冷冻超薄切片免疫染色。根据具体的标本、抗原的部位及性质并结合实验室的具体条件选择恰当的方法。这三种免疫标记方法，都包括非特异性位点的封闭、抗体与抗原特异性结合的免疫反应、反应部位的示踪显示等基本步骤。以胶体金标记免疫电镜技术为例进行介绍流程。

（一）包埋前胶体金标记技术

包埋前标记即组织厚片先进行免疫标记，然后再进行后固定、包埋、聚合、超薄切片、染色及观察。通过冰冻切片或震动切片获得厚切片。冰冻切片 8 μm，震动切片 20~80 μm。漂洗后的厚切片可按免疫组化步骤进行免疫染色。在解剖显微镜下将免疫阳性部分取出，修整成小块，再按常规透射电镜制样方法处理，如再进行锇酸后固定、包埋以及超薄切片等。其优点为：①切片在免疫标记前不经锇酸固定、脱水、树脂包埋及高温聚合的过程，抗原活性不会受到上述过程的影响，而且抗原暴露充分，标记的阳性率高，非特异性反应少。②免疫标记后还可进行半薄切片，在免疫反应阳性部位做定位超薄切片，进一步提高电镜的阳性检出率。③免疫标记完毕后，用戊二醛与锇酸再次固定组织，可使抗原抗体的结合更加牢固，并有利于膜结构的保存。

值得注意的是：包埋前染色的组织，以中层较为理想，表层因受机械修整，结构常保存不好，而深层因抗体难以渗入而阳性反应少。建议在超薄切片前，切半薄切片置于体视学显微镜或相差显微镜下观察，定位有颜色的阳性部位做超薄切片，可提高阳性检出率。另外，包埋前进行免疫反应时，组织及细胞未进行切片，存在抗体渗透、抗原暴露及二者能否充分接触反应的问题，因此必须采取措施解决，一方面尽可能将组织片切薄，另一方面为提高标记抗体渗透力，可因地制宜采取如下措施改进。

1. 切厚片

在进行包埋前免疫标记前，需将固定后的组织切厚片（单细胞团不需切厚片），以利于标记抗体的穿透。切厚片的方法有以下几种：①冰冻切片：用恒冷箱冰冻切片机将固定后的组织块切成 8 μm 左右的厚片。②震动切片：震动切片可以切出 20~30 μm 的厚片，免疫电镜用只需 20~80 μm 的切片。

2. 增加细胞膜的通透性

可采用：①用 0.01% Saponin 或 0.1% Triton X-100 等活性剂处理标本 5~8 min，以增加细胞膜的通透性。但这些化学物质会对超微结构产生一定程度的破坏，所以应根据不同的组织或细胞，严格控制活性剂的应用浓度与时间。②用冻融的方法增加细胞膜通透性，标本先进行防冰晶处理(厚片在含15% 甘油、20% 蔗糖的 PBS 中振摇沉底)，在液氮中速冻 0.5~1 min 后用 PBS 迅速回温。

3. 选用分子质量相对较小的标志物

①辣根过氧化物酶与IgG 的 Fab 片段交联物，分子质量较小，约 100kD，较易进入细胞内。②用 IgG Fab-lnm 金作为标记物，标记后经银加强染色的纳金加银增强法。由于该标记物较易穿透到组织和细胞内，且定位比酶标抗体精确，因此被广泛用于膜受体的精确定位。

包埋前胶体金标记技术(间接法)流程如下：

(1)组织经过适当固定，为增强细胞穿透性，可在固定液中加入皂角素，使其终浓度为 0.01%，经含皂角液固定剂处理 5~8 min 后，用 0.01 mol/L PBS pH 7.4 冲洗 12 h 左右，中间换洗 3~4 次；

(2)组织切片贴于有明胶涂抹的玻片上，细胞可制成混悬液，用离心法操作或制成涂片；

(3)0.05 mol/L TBS pH 7.4 洗 3 min；

(4)以 1∶5 正常羊血清室温下处理切片 30 min，以阻断非特异性吸附；

(5)一抗 4℃孵育 20 h 后室温 2 h 或过夜；

(6)0.05% mol/L TBS pH 7.4 洗 3 min，3 次；

(7)0.02% mol/L TBS pH 8.2 洗 3 min，3 次，为与胶体金结合作准备；

(8)再次阻断非特异性吸附，同(4)；

(9)以金标记的二抗(工作浓度为 1∶100 左右，具体需预实验摸浓度)在室温下孵育 1 h；

(10)0.02% mol/L TBS pH 8.2 洗 3 min；

(11)0.05% mol/L TBS pH 7.4 洗 3 min，3 次；

(12)1% 锇酸(0.1 mol/L PBS)1 h；

（13）双蒸水洗 15 min；

（14）常规脱水包埋，超薄切片；

（15）枸橼酸铅对照染色。

从上述流程可见包埋前免疫标记是对已固定的样品先进行免疫反应，然后进行包埋、超薄切片并观察结果。包埋前免疫标记主要用于应用：含抗原量较少的组织；细胞膜表面抗原的免疫定位、某些易被脱水剂和树脂成分溶解和变性的抗原的检测。

包埋前免疫标记的优点：①切片在免疫标记前不经锇酸固定、脱水、树脂包埋及高温聚合的过程，抗原活性不会受到上述过程的影响，而且抗原暴露充分，标记的阳性率高，非特异性反应少。②免疫染色后还可进行半薄切片，在免疫反应阳性部位做定位超薄切片，进一步提高电镜下的检出率，更适用于含抗原量较少的组织。③免疫染色后，用戊二醛与锇酸再次固定组织，可使抗原抗体的结合更加牢固，并有利于膜结构的保存。

包埋前染色的缺点：经过一系列免疫反应步骤，易损伤超微结构。

（二）包埋后胶体金标记技术

在确定待测抗原的抗原性不会由于脱水包埋引起失活的前提下，可选择在包埋切片后做免疫染色。包埋后染色就是样品经固定、脱水、包埋，制成超薄切片后再行免疫染色，由于是以贴在网上的超薄切片进行免疫染色，故称载网染色（on grid staining）。

由于包埋后免疫染色要经过固定及树脂包埋，制作成超薄切片。一般常规透射电镜技术选用环氧树脂为包埋剂，但环氧树脂本质是疏水性的，在包埋前样品必须先进行完全脱水，然后在温箱中进行热聚合。热聚合会使大多数抗原变性，故该包埋剂不适用于包埋后免疫标记。因此，包埋后免疫标记多用低温包埋剂，如 Lowicryls 系列包埋剂、LR White（极性单分子聚羟基芳香族丙烯酸树酯）包埋剂和 LR Gold 包埋剂。这三种包埋剂均能在低温下（−35℃～−80℃）用紫外光（波长 315～360 nm）进行聚合，避免了高温对抗原性的负面影响，提高了阳性标记率，而且对胶体金的非特异性吸附少，对温度敏感的抗原应选择使用低温包埋剂。注意，低温包埋剂不用锇酸后固定，使用 LR White 包埋剂时不能用丙酮脱水。

包埋后免疫染色的优点有：①具有超微结构保存较好、方法简便可靠、阳性结果重复性高的优点；②对同一组织块的连续切片做各种对照免疫标记，能十分准确地解释免疫标记结果；③还能在同一张切片上进行多重免疫标记，尤其适合于颗粒性标记物（胶体金标记）的免疫化学定位标记，是目前应用最广的免疫电镜技术。

该方法也有明显的缺点，目标抗原在脱水、浸透及树脂包埋过程中可能被破坏，且抗原被树脂遮盖不易与抗体接触，使免疫标记的阳性率下降。尤其是后固定剂锇酸对抗原的破坏较严重，因此常常避免使用。为了得到精细的超微结构并提高阳性标记率，必须注意以下几个方面：①通过预实验确定合适的固定液，在保存抗原活性的前提下，又能得到较好的超微结构。固定液一般不用四氧化锇，因其会使抗原活性明显降低。②采用低温包埋剂；③免疫电镜的载网要选用镍网或金网，而不能用铜网，因铜网会与某些化学物质产生反应而影响标记结果。

包埋后胶体金标记技术流程简介如下：

（1）将包埋好的样品超薄切片，厚度为 50~70 nm，将切片置于 200 网孔的镍网或金网上（在免疫反应过程中，铜网可与化学物质产生反应），每一样品捞取 6~8 个网，每一个网上 5~6 片切片。

（2）载网切片面朝下用 PBS 洗 5 min，孵育于 1% H_2O_2 液体中，10~30 min。

（3）清洗：双蒸水洗 3 次，10 min/次。

（4）封闭非特异性吸附：正常羊血清（1∶50~1∶100），室温孵育 30 min；或 PBS 配成的 1%白蛋白封闭 20 min。

（5）清洗：PBS 洗 3 次，10 min/次；也可不洗。

（6）孵育于第一抗体血清滴上（PBS 稀释），1∶200（或 1∶500、1∶1000，根据文献及预实验确定）稀释，室温孵育 1~2 h，置于 4℃冰箱过夜。每组均用 PBS 代替一抗作阴性对照，已知阳性切片作阳性对照。

（7）清洗：PBS 洗 3 次，10 min/次。

（8）载网置于含 1% BSA 的 PBS 液中，pH 8.2，5 min；或 PBS 所配 3%正常羊血清洗 5 min。

（9）孵育于胶体金标记的二抗液滴上（PBS 稀释 1∶30~1∶100），淡红色为适宜稀释度，室温孵育 1 h。

（10）清洗：双蒸水洗 3 次，10 min/次。

（11）电子染色，同时设未染色组作对照。

（12）电镜下观察、照片。

(三)冷冻超薄切片免疫染色

冷冻超薄切片免疫电镜技术是光镜冷冻切片与电镜超薄切片技术相结合的产物。该技术避免了固定、脱水、包埋及聚合等制样过程对抗原的遮蔽及活性的影响，其特点是新鲜组织或细胞样品直接冷冻、超薄切片，随后即进行抗原抗体的免疫反应。按照 Tokuyasu 建立的方法，将组织置于 2.3 mol/L 蔗糖液中，用液氮速冻，在冰冻超薄切片机上切片，切片厚度可稍厚于常规树脂切片。故又称为"蔗糖包埋法"。由于不经固定、脱水、包埋等步骤，直接进行免疫染色反应，抗原性保存较好，兼有包埋前和包埋后染色的特点。

可见应用冷冻超薄切片免疫电镜技术时，样品不经脱水包埋直接冷冻，在冷冻状态下进行超薄切片，然后进行免疫标记染色。该项技术克服了包埋前和包埋后免疫染色两种方法的缺点，能更理想地保存一些生物大分子的活性，极大地提高了免疫标记的敏感性。但也存在一些缺点：冷冻过程中超微结构会受到冰晶的破坏。该项技术必须有特殊的冷冻超薄切片机及冷冻样品杆等硬件设施才可行，运行成本居高；技术难度大；直接冷冻制备的超薄切片所获取的电镜图片清晰度、反差往往不理想。这些大大制约了冷冻超薄切片免疫电镜技术的应用与推广。1996 年，LiouW 等改良了冷冻超薄切片技术，用甲基纤维素和醋酸铀混合液(含 1.5%~2% 甲基纤维素，0.3%~3% 醋酸铀的水溶液)代替传统的蔗糖溶液作为将冷冻切片从冷冻槽中转移到镍网上的溶液，得到了保存良好的超微结构，使该项技术更加完美，应用也越来越广泛。

以冷冻超薄切片胶体金标记技术为例，流程如下：

1. 样品预处理

目前有两种方法：①样品直接快速冷冻固定：将铜片先置于液氮中，待温度平衡后，将样品与铜片接触 5~10 s，以达到快速传递、降温的目的，然后再将样品置于液氮中备用。该方法有利于保存生物样品中可溶性物质及生物大分子的活性、天然构型和保持元素的分布状态，主要用于样品中可溶性物质的检测及电子探针元素分析。②样品先用 PG 固定、冷冻保护剂预处理(防止冰晶形成)：取材同常规透射电镜，PG 固定 30~60 min。然后浸入冷冻保护剂中，其原理是样品冷冻时，其细胞内液体开始凝固时的温度称为"冷冻点"，含水量 80% 的细胞的冷冻点为-

80℃。如果逐渐冷却，水分便慢慢形成冰晶，冰晶太大太多会破坏细胞超微结构。如果低于-80℃快速冷冻，被冷冻的细胞内液体形成所谓的玻璃态(无冰晶层)。冷冻保护剂的作用就是提高细胞内液体的浓度而降低冷冻点，减少冰晶的形成。常用的冷冻保护剂有20%~30%甘油、2.3 mo/L蔗糖、20%的二甲基亚砜(DMSO)、5%的聚乙烯醇溶液等。处理时间从10 min至12 h不等。

2. 冷冻超薄切片

以 LEICA EM FC7 冷冻超薄切片机为例，流程如下(1)~(18)步：

(1)清洁卫生，准备好液氮。

(2)安装 EM FC7 到 UC7 超薄切片机：打开刀架底座固定手柄以及冷冻箱体固定手柄，移动刀台，使其位于左右方向上的中心位置。

(3)安装液氮泵连接软管：①将液氮连接软管与 FC7 冷冻箱体螺纹口连接。②将液氮连接软管与液氮泵螺纹口连接。在安装之前，需打开安全挡板。③去除液氮泵下端黄色保护罩，缓慢将液氮泵插入液氮杜瓦瓶。

(4)安装冷冻样品夹：将冷冻样品夹插入样品臂，用3 mm内六角扳手旋紧固定好样品夹。将0°与样品臂上刻度对齐，以便后续旋转90°修块。

(5)安装切片刀：设置合适的间隙角(常为6度)；装入合适的切片刀(钻石修块刀和钻石切片刀)；设置间歇角和锁定刀片，扳手固定好刀。

(6)安装刀架：FC冷冻箱体内刀台上有一枚柱状凸起，与刀架上相应的圆孔相匹配；将可旋转刀架连同切片刀安装到冷冻箱体。

(7)打开触摸屏电源，等待约45秒后出现操作界面。设置冷冻箱体温度，打开液氮，冷却冷冻箱体。

(8)安装样品台/样品钉：①当冷冻箱体温度达到所需温度(如80℃)，插入带有样品的样品台/样品钉。②将样品台锁定在冷冻样品夹上：将两枚黑色操作杆插入到冷冻样品夹相应的孔内，后面一枚操纵杆固定冷冻样品夹，前面一枚操纵杆顺时针旋转锁定样品台。③旋转刀架，使之处于"修块位置"，锁定刀架。将可旋转刀架连同切片刀安装到冷冻箱体。当冷冻箱体温度达到所需温度(-80℃)，插入带有样品的样品台/样品钉，锁定样品台，旋转刀架，使之处于"修块位置"。

(9)修块：修块时可使用静电发生器，以防止修块产生的碎屑粘附在样品和修块刀上。设置静电强度为最大值，设置值为10档。

（10）切片：旋转刀架从"修块位置"转到"切片位置"，重新锁定刀架；对刀：选用显微镜最大放大倍数（4.0）对刀，粗调进刀，直至在样品切面的表面看到反射像，细调进刀，调节刀台角度和样品面的倾斜角度，使反射像呈一条粗细均匀的亮带。

（11）设置切割窗口的大小：旋转手柄（切片机右侧底部），使样品块位于刀刃的上方约 0.1 mm 时，按下 START 键；旋转手柄，使样品块上边缘位于刀刃的上边缘一定位置时，按下 END 键。

（12）完成第（7）、（8）步后，继续进刀，直至亮线呈一条几乎察觉不出的狭缝为止。升起样品臂。

（13）设置切片速度、厚度及经典强度：设置静电强度为 5；如果切片粘附在刀锋上，逐步增大静电强度，直到切片条能够悬浮在刀锋上。

（14）按下 START/STOP 钮，即可开始自动切片，切片结束之后再次按下 RUN/STOP 钮，即可停止切片。

（15）捞片：利用纤维操作器上的镊子，配合睫毛针将片子转移到镊网上。

（16）关闭与烘烤：点击烘烤 HEAT 按钮，系统自动执行冷冻箱体烘烤程序。FC7 冷冻箱体会升温至+110℃。烘烤程序会自动关闭，之后恢复到室温。在烘烤过程中（约 90 分钟），FC 需要保持通电状态。

（17）取下刀和样品，按 RESET 键还原样品臂。将切片刀、切片工具以及样品放回原处。关掉电源，套上防护罩。清理桌面。

（18）盖好液氮罐。

3.冷冻超薄切片的临时保存

可以用铺有明胶的培养皿收集（PBS 配制 2%明胶凝固后使用），培养皿置于湿盒中，备用。

4.免疫反应

将 2% 的明胶皿置于室温或 37℃ 烤箱中使其溶化。在蜡盘或蜡膜上滴好 0.05% Tween-20，将镊网移至此液滴上，静置 1 min 左右，再滴加一抗，进行一抗反应，室温 2 h 或 4℃过夜。1% EA 室温封闭 30 min，然后将镊网移至胶体金标记的二抗液滴上，37℃ 孵育 1~2 h。PBS 充分漂洗，3%戊二醛固定 10 min，双蒸水漂洗，铀铅染色，电镜下观察。

第三节　免疫电镜的观察和结果解析

1.首先了解所观察的样品的基本性质和其超微结构特点，熟知电镜样品制备的所有环节和可能出现的人工假象。

2.定性结果判定：在已知对照样品成立的前提下，凡是出现黑色的铁分子或胶体金颗粒即表示抗原的存在，判定阳性(＋)，否则判为阴性(－)。因此必须设置对照组。如设立不加一抗的阴性对照组、已知阳性片子对照组等。由此而进行免疫电镜的定性及定位分析。

3.免疫电镜定量：每个样本随机观察 10 个视野，利用 Dardrick 等采用的超微结构免疫半定量标准记录：无胶体金颗粒为(－)，记为 0；有胶体金颗粒，但可疑(±)，记为 1；胶体金颗粒多于背景染色为阳性(＋)，记为 2；密集胶体金颗粒为强阳性(＋＋)，记为 3；根据下列公式计算每个样品的胶体金强度：$IS = \sum \{(0 \times F0) + (1XF1) + \cdots\}$，$F = \% \times 10$ 视野。另外，还可以采用标记密度、相对标记指数等方法进行免疫电镜定量分析。

免疫电镜操作流程复杂、精细，其结果往往令人不满意，其问题主要体现在两个方面：一是标记效果不好：表现为标不上或标记太少，无法提高阳性标记效率或非特异性阳性多，结果不特异。二是超微结构不清晰或损伤。理想的免疫染色切片，背景应该清洁，无散在的胶体金及其他污染颗粒，胶体金颗粒集中在抗原、抗体反应部位。要想获得理想的免疫胶体金图片，需要注意的因素较多，如：①抗体血清的高特异性和亲和力；②被检测组织抗原的浓度及暴露程度；③清洗液及缓冲液的清洁度、pH 及整个过程中所用器皿的清洁度。

影响免疫电镜的因素：

1.取材与固定是关键，尤其是固定液的选择与配制。

2.一抗的选择：是选单克隆抗体，还是选择多克隆抗体，选购什么厂家的抗体，可以通过阅读文献获取信息，同时进行预实验来确定。

主要参考文献

[1] Singer SJ. Preparation of an Electron-dense Antibody Conjugate[J]. Nature, 1959, 183(4674): 1523-1524.

[2] Graham RC Jr, Karnovsky MJ. The early stages of Arsorption of Injected Horseradish peroxidase in the proximal tubules of mouse kidney: Ultrasructural cytochemistry by a new technique[J]. J Histochem Cytochem, 1966, 14(4), 291-302.

[3] Jurgen Roth. In "Tecniques in Immunocytochemistry"[M]. Academics Press, London, 1982, 1: 107-133.

[4] 付洪兰. 实用电子显微镜技术[M]. 北京：高等教育出版社, 2004.

[5] 杨勇骥, 汤滢, 叶熙亭, 等. 医学生物电镜技术[M]. 上海：第二军医大学出版社, 2012.

[6] 亢君君, 梁卫华, 黄晓峰, 等. 组织化学染色与免疫电镜双标记方法在检测大鼠脑干前包钦格复合体细胞色素氧化酶活性中的应用[J]. 细胞与分子免疫学杂志, 2017, 33(9): 1177-1181.

[7] 石佼玉. 免疫胶体金电镜技术在医学研究中的应用[J]. 临床与病理杂志, 2019, 39(9): 2079-2085. DOI: 10.3978/j. issn. 2095-6959. 2019.09.038.

[8] Newman GR, Jasani B, Williams ED. A simple post-embedding system for the rapid demonstration of tissue antigens under the electron microscope[J]. Histochem J, 1983, 15(6): 543-555.

[9] Sachse M, de Castro IF, Fournier G, et al. Metal-tagging transmission electron microscopy and immunogold labeling on Tokuyasu cryosections to image influenza A virus ribonucleoprotein transport and packaging[J]. Methods Mol Biol, 2018, 1836: 281-301.

[10] Lloreta J, Juanpere N, Riverola A, et al. Cardiac myxoma with glandular differentiation: an immunohistochemical and ultrastructural study[J]. Ultrastruct Pathol, 2013; 37(1): 77-82. doi: 10.3109/01913123.2011.584499.

[11] Kousuke Fukui, Tadashi Yasui, Hiroshi Gomi, et al. Azuma Tsukise Cytochemistry of sialoglycoconjugates; lysozyme; and β-defensin in eccrine glands of porcine snout skin as studied by electron microscopy[J]. Microscopy Research and Technique, 2013, 1(1): ?

[12] Morphew MK, Giddings TH Jr, McIntosh JR. Immunolocalization of Proteins in Fission Yeast by Electron Microscopy[J]. Cold Spring Harb Protoc, 2017; 2017(1)? doi: 10.1101/pdb. prot091322

[13] 朱小东, 曾彩虹, 刘志红. 冷冻超薄切片免疫电镜技术在肾活检病理中的应用[J]. 肾脏

病与透析肾移植杂志, 2013, 22(3): 293-298. DOI: 10. 3969/j. issn. 1006-298X. 2013. 03. 020.

[14] Tokuyasu KT, Singer SJ. Improved procedures for immunoferritin labeling of uhrathin frozen sections[J]. J Cell Biol, 1976, 71(3): 894-906.

[15] Tokuyasu KT. Immunochemistry on ultrathin frozen sections [J]. Histochem J, 1980, 12 (4): 381403.

[16] 李东卫, 王靖飞. 定量免疫电镜技术的研究进展[J]. 电子显微学报, 2012, 31(3): 273-279. DOI: 10. 3969/j. issn. 1000-6281. 2012. 03. 014.

[17] 石佼玉. 免疫胶体金电镜技术在医学研究中的应用[J]. 临床与病理杂志, 2019, 39(9): 2079-2085. DOI: 10. 3978/j. issn. 2095-6959. 2019. 09. 038.

[18] 武晋慧, 孟利. 免疫胶体金技术及其应用研究进展[J]. 中国农学通报, 2019, 35(13): 146-151.

第八章

负染色技术

负染色又称阴性反差染色，简称负染。它是由 HaLL 和 Huxley 于 1955 年首先采用的一种应用于生物大分子研究的染色技术。Hall(1953 年)在病毒研究中发现，用磷钨酸染色后的病毒样品在电镜下呈观出黑白背景中一个个电子透明的"空洞"，并在用磷钨酸对 T_2 噬菌体染色时也看到同样现象，后来就把这一现象称为"负染色"。负染色是一种反衬染色，即高密度的背景(黑色)反衬低密度的样品(白色)。负染色技术主要用于颗粒悬滴标本：如细菌、病毒以及某些游离细胞的亚单位和大分子等细小的颗粒性生物材料，以及某些分离的组织成分也可以采用负染法显示其特性结构(如显示胶原纤维的横纹)。负染是相对比较简便、有效的电镜常规技术，与传统染色不同的是样品进行负染色时，由于其与染液之间不发生反应，故样品本身并不着色。其原理基本分为两类：①利用密度反差，即某样品如果被密度比自身大 2 倍以上的物体浸没时，电镜下形成强反差像，一般密度比生物样品大 4 倍以上的金属盐类均可作为负染色剂。②异常反差原理，即由于静电作用所形成的反差。根据上述原理形成的负染色技术，早在 20 世纪 50 年代就应用于生物大分子的研究，其技术手段不断完善，并广泛应用于病毒、细菌的观察与鉴别，以及纳米颗粒等超微结构的观察。常用重金属的盐类溶液在生物标本的外周形成均质的电子不透明的背景，通过加强标本外周密度而使标本为低密度显示出负反差图像，故负染色技术的样品无需经固定、脱水、包埋和超薄切片等复杂操作，而是将样品制备成具有一定密度的悬浮液，然后将其分散在具有支持膜的铜网上，最后用负染色液染色来增加反差，即可进行电镜观察。此技术具有如下特点：提高了标本的反差和分辨力；克服了超薄切片后观察样品形态结构的繁杂程序，故操作简单、快速方便,可较好地保存样品结构;不要求样品的高纯度;染色本身不改变生物标本的活性;具有较高的分辨率(可达1.5nm)。因此,负染色技术不仅广泛应用于病毒、细菌的观察与鉴别,在微生物学研究中起到了重要作用,也被广泛用于大分子、亚细胞碎片、分离的细胞器及蛋白质晶体、分子复合物、原纤维材料、细胞器结构、脂质体、DNA片段、纳米载体、新合成材料及聚合物等样品的分析,是一项十分重要的实验技术。

第一节　染液的配制

负染色的染色剂一般电子密度高,本身不显示任何结构、与样品不起反应。目前常用染液为重金属的盐类,最常用的有磷钨酸钾、磷钨酸钠,用蒸馏水或磷酸缓冲液配制成1%~3%的溶液,pH 6.4~7.0。又如醋酸铀水溶液浓度在0.1%~1%。最常用的负染色液为2~3%的磷钨酸水溶液。染色液的pH对染色的效果影响很大,一般稍偏酸性效果较好,不同的标本要求不同的pH,其最佳值需通过反复试验来确定。染色液的pH可以用1 N NaOH或KOH进行调整。

染色时应根据不同样品选择不同而合适的方法。如各种病毒,常用醋酸铀水溶液负染色,pH 7.0或pH 6.5的染液较合适。细菌、线粒体、微管等细胞器,常用1%磷钨酸、1%硼钨酸染色。细胞外囊泡(外泌体)常用4%醋酸铀、1%甲基纤维素双重染色。下面介绍几种负染液的配方:

①磷钨酸负染色液(PTA)配制:

磷钨酸 1~2 g

双蒸水 100 mL

用10% NaOH/KOH调pH为6.5~7.0,溶液经过过滤后使用,在室温下可长期保存,也可用磷钨酸钾/磷钨酸钠配制。

②醋酸双氧铀染液:

醋酸双氧铀 1 g

双蒸水 100 mL

置棕色瓶内,稍加摇荡于室温下放置24 h,室温可保存2周。

③钼酸铵染液(AM)配制:

钼酸铵 2 g

双蒸水 100 mL

使用时用氨水或 HCL 调 pH 为 4~9，室温保存。

第二节 Formvar 支持膜的制备方法及流程

一、准备实验材料、试剂、仪器与耗材

100 目的铜网、镊子、250 mL 的烧杯或广口瓶、三氯甲烷 100 mL、Formvar 粉剂、干净的玻璃条、滤纸若干、手术刀片、双蒸水、培养皿、干净绸布 1 块。

二、实验步骤

1. 配制

称取 0.3 g Formvar 粉剂，充分溶解于 100 mL 三氯甲烷溶液，塞紧瓶塞置 4℃冰箱保存备用即可，制膜时恢复至室温。

2. 制膜

将一清洁干净的玻璃条(长约 150 mm，宽约 25 mm)插入 PVF 液内，静置数秒钟后垂直提起玻璃条，使其离开 PVF 液面并在瓶面上停留片刻，然后取出干燥。此时，玻璃条上覆盖一薄层 PVF 膜。

3. 划痕

用手术刀片尖沿膜的四周划一长方形划痕(约 2 cm×4 cm)。

4. 脱膜

将玻璃条垂直或稍倾斜慢慢插入清洁的双蒸水面，边插入液体中边观察划痕

框内的 PVF 膜，是否缓慢从玻璃条上剥落、展开在水面上，注意在光线反射下，呈灰色的膜厚度比较合适，呈暗紫色或紫蓝色的膜过厚，不能用。膜从玻璃下脱下后漂浮于水面上。

5. 贴网

将干净的铜网逐个正面朝下排列于膜上，然后剪一稍大于膜面积的干净滤纸，轻轻覆盖于载有铜网的膜上。待滤纸周边刚湿立即捞出水面。

6. 烤干

将黏附有铜网及膜的滤纸片 40℃烤干备用或作为商品供应。

第三节　负染色标本制备方法及流程

一、病毒颗粒的制备

病毒标本的取材及制备必须严格按照微生物安全检测的相关规定执行，保证生物安全。通常病毒颗粒的制备有两种方法：一是直接取材法，如疱疹等，可用消毒的微量注射器或毛细滴管直接刺入人皮肤疱疹内吸取少量液体，立即染色后电镜观察。二是抗体-病毒凝集沉淀法，对一些肠道病毒、风疹病毒等，可用相应的抗体与带有病毒的悬液混合，在 37℃中培养 30 min，形成病毒-抗体复合物，进一步离心浓缩沉淀，负染色后在电镜下观察。以 2020 年新冠疫情为例，正是应用负染色技术在患者的支气管分泌物中观察到了日冕状的病毒颗粒，结合组织中 Covid-19 超薄切片形态，才能将之划分到冠状病毒科。

二、细菌标本的制备

大部分细菌的负染色过程和其他悬液标本的负染色方法相同。但对有鞭毛的细菌做负染色要特别仔细。此时采用多次低速离心处理细菌后再做负染色，否则会使鞭毛明显受损和/或脱落。而细菌的鞭毛长短、数目和生长位置是鉴定细菌菌种的一个主要形态学标志结构。有学者摸索了一种既能完整保存细菌表毛，又能获得清晰图像的负染色制样方法，制样流程如下：①0.2 mol/L 磷酸缓冲液配制的2% 戊二醛(pH 7.2)，用滴管沿着管壁慢慢滴入长有细菌的试管内，视固定液平面高出培养的菌落，一般为 1~2 mL，然后轻轻摇晃几下试管，使琼脂表面培养的菌落部分脱落，将足够数量的细菌和芽孢悬浮于戊二醛液中，同时进行固定；②将试管倾斜，室温下静置 15~20 min，用滴管吸取微量中层悬浮液，滴在有膜的铜网上，静置 3~5 min 后，从其边缘用滤纸吸取剩余液；③用镊子夹住铜网浸入双蒸水中，轻轻来回晃动几下，漂洗，然后用滤纸吸掉液体，负染色 3~5 min，37℃干燥后电镜观察。

三、血小板及细胞器样品的制备

血小板体积小，由于其特殊的生理功能，易被激活发生黏附或聚集成块，取材时必须用硅化注射器抽取静脉血 1 mL，加到抗凝管中，摇匀后离心 7 min，500 rpm，使细胞成分与血清分离。用硅化毛细滴管或微量加样器吸取血清 5~10 μL，滴在有膜的铜网上，静置 3~5 min，待血小板沉积在铜网上，从其边缘用滤纸尖吸取剩余液，滴上染色液，染 5sec 后，吸掉多余液体，37℃干燥后电镜观察。

分离的细胞器如线粒体、内质网等做负染色的方法与上述基本相同，但染色时间要短，称之"秒染"，一般为 5~30 s。离心时速度因细胞器种类而不同，原则上要尽可能把细胞残渣彻底去掉，悬液的酸碱度一般为中性或酸性。

四、细胞外囊泡(外泌体)及脂质体样品制备

细胞外囊泡是由多种细胞产生的具有和细胞器相似结构的小囊泡，包括了直径 100~1000nm 的微囊泡(Microvesicles)和 30~100nm 的外泌体。产生胞外囊泡这一事件可以发生在细胞膜表面或内体结构。胞外囊泡的功能与其内容物的种类有着密切的关系。胞外囊泡中负载的生物活性分子包括生长因子及其受体，蛋白酶、黏附分子、信号分子及遗传物质，共同组成"信息复合体"。故胞外囊泡在细胞间传递信息、运输细胞因子等，起通讯媒介作用。2014 年国际细胞外囊泡协会发表

指导手册（MISEV）指出，用透射电镜观察样品中的细胞外囊泡形态特征是鉴定细胞外囊泡的基本方法之一。外泌体（Exosome）作为细胞外囊泡的一种，发现于1986年为30~150 nm 的杯状膜性微囊结构。可见机体内多种细胞如免疫细胞、干细胞、心血管细胞、神经细胞和肿瘤细胞等主动分泌产生，广泛分布于外周血、尿液、唾液、乳汁、脱水、羊水、泪水等体液中。细胞上清中也存在。利用负染色技术处理外泌体，置于透射电镜下观察其形态、纯度是一种常用的鉴定方法。下面以提取好的外泌体样品为例，介绍其负染色流程：

1. 将外泌体固定在有支撑膜的铜网上

用2% 多聚甲醛溶液50~100 μL 重悬 exosome 沉淀，形成悬液。如果是富集的冰冻 exosome，先融化并与等量4% 多聚甲醛（PFA）混合，固定5 min 后可进行负染色后续步骤。此2% PFA 中的 exosome 悬液可在4℃储存一周。轻轻摇动2% PFA 中的 exosome 悬液或新提取的外泌体悬液，也可以微量加样器吹打悬液、混匀，然后将5 μL exosome 悬液滴到有 Formva 或 carbon 膜支撑的铜网上。每份 exosome 样品准备2~3个铜网。盖上盖子，在干燥环境中让 Formvar 膜吸收10~20 min。也可将5~10 μL exosome 悬液滴加到封口膜上，将铜网 Formvar 膜面朝下放在悬液上，进行漂浮吸附样品10 min。再将100 μL PBS 加到封口膜上或蜡盘上。用镊子将铜网（Formvar 膜面朝下）放在 PBS 液滴上清洗，注意在所有步骤中，必须保持 Formvar 膜面湿润，而另一面干燥。用滤纸尖缓慢吸干液体，随后将铜网放在100 μL 的双蒸 H_2O 中2 min（洗3~8次）。

2. 干燥

载有外泌体样品的铜网自然晾干（大于30分钟）或37℃干燥后电镜观察。

3. 对部分样品可采用如下方法增强反差及浓缩样本

将吸附了样品的铜网反扣放在50 μL 草酸双氧铀液滴（pH 7）上，时间5 min；再将铜网放在50 甲基纤维素-UA 液滴上10 min，要求冰上操作，再用不锈钢环或尖镊移开铜网，在滤纸上轻轻吸去多余液体，留下一薄层甲基纤维素膜，应将甲基纤维素膜的厚度控制在适当范围，否则会影响图像的对比度。不锈钢环被固定在1 mL 蓝枪头上，铜网仍在不锈钢环上，空气中干燥5~10 min

干燥后，蓝-金色的干涉条纹说明甲基纤维素膜厚度合适、均匀。将铜网置于盒中，80 kV 下电镜观察、拍摄照片。电镜下，负染 exosome 显示为 50~90 nm 杯状膜泡；10~20 nm 的脂质颗粒也常会被观察到（图 8-1，图 8-2）。Exosome 的形态可能被样品制备过程所影响。有学者在冷冻电镜下观察到 exosome 的形态较圆。

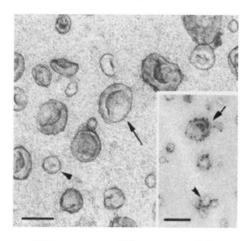

图 8-1 TEM 下 exosome 形态

箭头示 exosome，三角形示脂质颗粒

[引自 Théry, Clotilde, et al. "Isolation and characterization of exosomes from cell culture supernatants and biological fluids." Current protocols in cell biology (2006)：3-22.]

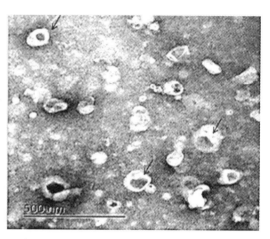

图 8-2 TEM 观察人尿液中的外泌体

箭头所示托盘状的外泌体

4. 外泌体负染色注意事项

外泌体的负染色流程虽然很简单，但要获得清晰的膜结构并非易事，一定要细致操作，注重细节。具体注意：①所有操作均在低温下进行，蜡膜铺在培养皿上，培养皿或已制备的蜡盘置于冰上，保持低温环境；②所有的操作步骤中，让液体仅吸附于载网的有膜面，使无膜面保持干燥，每换一次液，均更换洁净的蜡膜；③控制甲基纤维素膜的合适厚度可获得最佳对比度和精细结构，甲基纤维素使用前要充分溶解，4℃保存；④配制和使用醋酸铀染液过程中，注意避光、防护和废液回收，用过的醋酸铀染液可过滤后重复使用；⑤外泌体样品液的浓度要适宜，太浓不利于观察，太稀则找不见外泌体。

第四节　负染色的操作方法

负染色技术的原理较简单，但实际的制样过程也是相对复杂的，包括样品的制备、染液的配置、支撑膜的制备、染色方法的选择等，常常因样品性质不同而不同。常用的有以下三种方法：

1. 悬滴法

样品制成悬液，用拉长的毛细滴管吸取少量悬液或者微量加样器吸取 5~10 μL 悬液，直接滴在有支撑膜的载网(可预先做亲水处理)上，一般选用火棉胶—碳膜铜网或 PVE—碳膜铜网。滴膜时悬液在膜上呈半球形，注意尽可能将样品液置于中央，不要让液体超出载网边缘，静置 5~10 min，用滤纸的尖角在液滴边沿吸去多余液体，不能吸得太干，要略带水分。然后滴上染液，一般静置染色 1~5 min。各种样品的染色时间差异很大，有些标本只需染几秒钟，有的病毒颗粒需要染数分钟。故实际工作中，需根据不同样品开始先染数秒钟，再设置不同时间段多染几个网进行比较，然后找出最佳染色效果的时间长度。染色后，再用滤纸吸去多余的染液，干燥后即在透射电镜下观察。也可以将样品悬液和染色液混合(1∶1)后一次性滴膜，1~5 min 后吸去多余混合液，37℃烤干后即可观察。Horne 等曾报道，为了使样品颗粒和染液在膜上均匀散开，可在滴膜悬液中加入 0.005~0.05% 的牛血清蛋白或甘油、丙三醇等分散剂，使样品颗粒分布更均匀。另外，悬液的浓度也是影响结果的关键因素，需设不同浓度进行负染色。

2. 漂浮法

先将制备好的样品用滴管或微量加样器滴在干净的蜡盘或蜡膜上，再将有支撑膜的铜网(可预先做亲水处理)轻轻扣在样品滴上漂浮，注意支撑膜面朝下，吸取样品，接着用去离子水或低盐缓冲液的液滴上漂洗，漂洗 2~3 次，以洗掉样品中的盐离子。小心吸掉多余的液体，再将铜网轻轻扣在负染色液滴上，染色，注意支撑膜面朝下，染色时间同悬滴法，最后用镊子夹起铜网，滤纸吸去染液，不可完全吸干，留一薄层，37℃ 干燥，待电镜下检测。注意漂浮法样品量稍多，一般需要 10~20 μL。

3.喷雾法

喷雾法是将样品与染色液混合(1:1),然后将制备好的混合液喷在支撑膜上,烤干后立即可以观察。但要求均匀一致,需有压力合适的喷雾装置,且所需的样品量较大,故目前较少用。

4.碳膜-负染法

此法是将生物样品镶嵌在薄的碳膜中,在电子密度高的染色剂中用透射电镜观察到样品的形状、大小以及样品的结构特征。碳膜-负染法常用于一些小分子蛋白质及免疫复合物的检测(Kenneth Roux,1997)。

第五节 负染色样品制备、观察及结果 分析时需注意的问题

1.标本凝集或成堆现象

生物标本凝集成块或堆积是负染色失败最常见的现象,其原因可能是由于表面张力、标本的电荷、支撑膜的"疏水"作用及其制备质量,以及酸碱度等问题。解决办法:一是加几滴 0.005%~0.05% 牛血清白蛋白溶液到悬液中促进分散;二是调整悬液的酸碱度为中性或偏酸性。

2.样品浓度、缓冲液浓度及染液种类

提纯的病毒样品最好稀释10~100倍,缓冲液浓度不能太高,因较高浓度的缓冲液会在载网上产生盐类结晶而影响图像质量。不同染液对样品的染色效果不同,适合某一种样品的染液不一定适合另外一种样品。所以,不同样品应选择不同染液。

3.染液 pH

染液 pH 可影响染色效果,是产生正染色与负染色两种不同效果的关键。如当

磷钨酸染液的 pH 小于 2 时，为高度酸性，其发挥正染色效果。醋酸双氧铀 pH 为 4.5 时，为负染色效果。对于多数病毒样品，适合偏酸性染色液，不宜偏碱性染色液。

4. 染色的时机、时间与温度及漂洗次数

在染色之前，应密切注视样品干燥过程中发生的微小变化，发现染色最佳时机。通常，用尖角滤纸吸掉铜网上多余的样品液后，肉眼看不到液体但又未干燥时滴上染液，染液刚好充满整个铜网为宜，不能过多或过少。不同浓度的染液、不同类样品，所需要的染色时间也不同，需要在具体实践中摸索和总结。滴样后及染色后可用双蒸水适当漂洗，有利于改善负染色效果，防止产生沉淀。

5. 人工假象识别

许多悬液标本中常常有细胞碎片、抽提物沉淀、中间产物等颗粒状杂质结构。生物大分子等呈圆球状，多形态的结构往往被误认为是"病毒"或"细菌"。

6. 实验对照

为避免人工假象或染色带来的污染，同一样品应该设不染色组、样品阴性组等进行对照实验，鉴别样品中存在的某些杂质或人为污染，以获取真实结构。

第六节　其他纳米级样品的制备

日常工作中，除了生物性质的颗粒样品外，也常常需要借助电镜观察各类非生物材料或二者的混合样品，如用蛋白质或抗体标记 Fe_3O_4、SiO_2 等纳米材料后观察标记后的形态及标记效率。首先需要了解颗粒样品的性质，可以用什么溶液分散样品，用于分散的溶剂不能与样品本身发生化学反应。首先将样品分散于溶剂中，如通常置于无水乙醇或无水丙酮或双蒸水中，振荡或超声波分散，如必须超声波分散，则要摸索超声波分散的时间及温度。超声时间太短，样品可能分散不彻底；超声时间太长、温度太高又会导致样品变性。分散合适后，立即用滴管或微量加样器吸出已分散的材料，滴于支持膜上，置于红外灯下或37℃烤箱烘干，根据材料性质

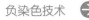

及反差决定是否负染色，然后电镜下观察支持膜负载的样品。对于磁性样品，要进行吸附处理。

附：脂质体纳米颗粒的透射电镜分析步骤：

1. 取适量制备好的脂质体，用 1×PBS 按适当比例稀释（例如 10 倍）。

2. 将稀释后的脂质体样本用移液枪滴于干净铜网上。2 min 后用滤纸在铜网边缘吸去多余液体。

3. 在铜网上滴入 2%（w/v）磷钨酸进行负染色，染色 2~3 min 后，用滤纸吸去染液。

4. 待铜网干燥后，使用透射电镜观察脂质体形态和测量粒径。

主要参考文献

［1］刘湘花，张彩丽，张俊霞，等.透射电镜负染色技术常见影响因素与对策［J］. 临床与实验病理学杂志，2016，32（10）：1185-1186.

［2］郭素枝. 电子显微镜技术与应用［M］.厦门：厦门大学出版 社，2008.

［3］杨勇骥，汤滢，叶熙亭，等.医学生物医学电镜技术［M］. 上海：第二军医大学出版社，2012.

［4］ostis V, Rawson S, Mitchell JK, et a1. The use of SMALPs as a novel membrane protein scaffold for structure study by negative stain electron microscopy［J］. Biochim Biophys Acta, 2015, 1848 （2）：496-501.

［5］Booth D S, Avila-Sakar A, Cheng Y. Visualizing proteins and macromoleeular complexes by negative stain EM：from 班 d preparation to image acquisition［J］. J Vis Exp, 2011, 22 （58）：3227.

［6］Moyes R B, Reynolds J, Breakwell D P. Preliminary staining of bacteria：negative stain［J］. Curt Protoe Mierobiol, 2009. doi：10.1002/9780471729259. mca03fsl5.

［7］Burgess s A, Walker M L, Thimmumgan K, et al. Use of nega-five stain and single·particle image processing to explore dynarmc properties offlexible macmmolecules［J］. J Stroct Biol, 2004, 147（3）：247-58.

［8］Chen P H, Unger V, He X. Structure of full-length human PDG-FRbem bound to its activating ligand PDGF·B as determined by negative-stain electron microscopy［J］. J Mol Biol, 2015, 427

(24)：3921-34.

[9] 金良韵，姬曼，孙竹林，等．介绍一种外泌体负染色的改良方法[J]．首都食品与医药，2020, 22(11)：91-92.

[10] 朱艳，张雷，周晨明，等．外泌体的不同染色方法效果比较[J]．河北医科大学学报，2020, 40(9)：1068-1071.

[11] 仲为国，王富强，王自彬．三种常用染液对胞外囊泡的负染效果评价[J]．中国细胞生物学学报，2017, 39(11)：1441-1443.

[12] Théry, Clotilde, et al. Isolation and characterization of exosomes from cell culture supernatants and biological fluids[J]. Current protocols in cell biology, 2006：3-22.

[13] Asadia J, Ferguson S, Raja H, et al. Enhance dimaging of lipid rich nanoparticles embed ded inmethyl cellu lose films for transmission electron microscopy using mixtures of heavy metals[J]. Micron, 2017, 99：40-48.

附录

电镜样品制备常用试剂配制

一、电镜室常用缓冲液的配制方法

（一）磷酸盐缓冲液（Phosphate buffers）

其成分是仿照细胞外液的组分而配成，它的优点：可以稀释成各种浓度的缓冲液；pH 受温度影响小，范围宽，在 pH 7.5 以下，缓冲能力强；便宜，无毒性。缺点是久放易产生沉淀，易受细菌污染。下面介绍两种配方，一般先配成贮备液，临用时将贮备液按比例混合。

1. Sorensen-Gomori's 磷酸盐缓冲液

A. 0.2 mol/L 磷酸氢二钠贮备液（1000 mL）

磷酸氢二钠（$Na_2HPO_4 \cdot 2H_2O$）	35.61 g
或 $Na_2HPO_4 \cdot 7H_2O$	53.65 g
或 $Na_2HPO_4 \cdot 12H_2O$	71.64 g
加双蒸馏水至	1000 mL

B. 0.2 mol/L 磷酸二氢钠贮备液（1000 mL）

磷酸二氢钠（$NaH_2PO_4 \cdot H_2O$）	27.6 g
或 $NaH_2PO_4 \cdot 2H_2O$	31.21 g
加蒸馏水至	1000 mL

C. 按下表比例混合后再加双蒸馏水至 100 mL，即为 0.1 mol/L 的磷酸盐缓冲液。

附表 1　磷酸盐缓冲液的配制

pH(25℃)	Na_2HPO_4(mL)	NaH_2PO_4(mL)
5.8	4.0	46.0
6.0	6.15	43.85
6.2	9.25	40.75
6.4	13.25	36.75
6.6	18.75	31.25
6.8	24.5	25.5
7.0	30.5	19.5
7.2	36.0	14.0
7.4	40.5	9.5
7.6	43.5	6.5
7.8	43.75	4.25
8.0	47.35	2.65

该缓冲液的渗透压可用蔗糖、葡萄糖或 NaCl 进行调整，当 pH 为 7.2 时，不同克分子浓度的渗透压也不同，如下：

0.05 mol/L 磷酸缓冲液(pH 7.2)　　118 mM(毫克分子量)

0.075 mol/L 磷酸缓冲液(pH 7.2)　　180 mM(毫克分子量)

0.1 mol/L 磷酸缓冲液(pH 7.2)　　226 mM(毫克分子量)

0.15 mol/L 磷酸缓冲液(pH 7.2)　　350 mM(毫克分子量)

在 0.1 mol/L 磷酸缓冲液(pH 7.2)加入 0.18 mol/L 蔗糖时，其渗透压可提高至 425 mM。

2. Millonig's 磷酸缓冲液

$NaH_2PO_4 \cdot H_2O$	1.8 g
$Na_2HPO_4 \cdot 7H_2O$	23.25 g
NaCl	5.0 g

加蒸馏水至 1000 mL，该缓冲液的 pH 7.4，渗透压为 440 mM。

(二)巴比妥纳—醋酸盐缓冲液（Veronol-acetate buffers）

介绍两种。

1. Palade's 醋酸盐缓冲液

A. 巴比妥钠-醋酸贮备液

巴比妥钠	2.89g
无水醋酸钠	1.15g
或醋酸钠（·3H$_2$O）	1.90g
加蒸馏水至	100 mL

该贮备液可在冰箱内(4℃)保存数月。

B. 巴比妥钠-醋酸盐缓冲液

贮备液	5.0 mL
蒸馏水	15.0 mL
0.1N HCl	5.0 mL(约)

0.1N HCl 要逐滴加入至所需的 pH，此溶液不能长久保存，即使在 4℃ 下也易长霉菌。

2. Zetterquist's 醋酸盐缓冲液(1956)

A. 巴比妥钠-醋酸盐贮备液

巴比妥钠	2.94g

醋酸钠(结晶)	1.94g
加蒸馏水至	100 mL

该液可在冰箱内(4℃)保存数用。

B. Ringer's 液

NaCl	8.05g
KCl	0.42g
$CaCl_2$	0.18g
加双蒸馏水至	100 mL

C. 巴比妥钠-醋酸盐缓冲液

巴比妥钠-醋酸盐贮备液	10 mL
Ringer's 液	3.4 mL
蒸馏水	25 mL
0.1N HCl	11 mL(约)

用 HCl 调整 pH,该液不能保存,随用随配。

(三)二甲砷酸盐缓冲液(Cacodylate buffers)贮备液

发配制 A、B、C 三种子液。

A 液:0.4 mol/L 三甲砷酸钠溶液。

二甲砷酸钠[$Na(CH_3)_2ASO_2 \cdot 3H_2O$]	85.6g
加蒸馏水至	1000 mL

B 液:0.2 mol/L HCl 溶液:

浓盐酸(36%~38%)	16.08 mL
加蒸馏水至	1000 mL

按下表比例配制 0.2 mol/L 二甲砷酸盐缓冲液(临用前配)。

附表 2　二甲砷酸盐缓冲液

pH	A 液（mL）	B 液（mL）	加蒸馏水至（mL）
7.4	50	2.7	100
7.2	50	4.2	100
7.0	50	6.3	100
6.8	50	9.3	100
6.6	50	13.3	100

二、电镜室常用固定液、染液等的配制方法

（一）戊二醛固定液配方

配方Ⅰ：磷酸戊二醛固定液（1）

附表 3　磷酸戊二醛固定液配制

0.2 mol/L 磷酸缓冲液（mL）	50	50	50	50	50
25%戊二醛溶液（mL）	4	6	8	10	12
加蒸馏水至（mL）	100	100	100	100	100
戊二醛最终浓度（%）	1.0	1.5	2.0	2.5	3.0

加入戊二醛后溶液的 pH 略有下降，磷酸的最终克分子浓度为 0.1 mol。

如果需要，可加入蔗糖、葡萄糖或 NaCl 调整定液的渗透压，也可加入 1~3 mol 的无水 $CaCl_2$ 或 MgCl 调整之，要注意防止产生沉淀。

配方Ⅱ：二甲砷酸盐缓冲戊二醛固定液（2）

附表 4　二甲砷酸盐戊二醛固定液配制

0.2 mol/L 二甲砷酸钠缓冲液（mL）	50	50	50	50	50
25%戊二醛（mL）	4	6	8	10	12
加蒸馏水至（mL）	100	100	100	100	100
戊二醛最终浓度（%）	1.0	1.5	2.0	2.5	3.0

注：加入戊二醛后 pH 有轻微下降，缓冲液的最终克分子浓度为 0.1 mol/L，可用蔗糖、葡萄糖或 NaCl 调整其渗透压，也可加入 1~3 mmol 的 $CaCl_2$ 或 MgCl 调整之。该固定液在贮藏期 pH 也会轻微下降，应在使用前校正。

(二)锇酸固定液配制方法

1.2% 锇酸贮备液的配制

将 0.5 g 或 1.0 g 装的四氧化锇酸的安瓿瓶表面用皂水洗刷干净，然后浸入清洁液中 1 h，以除去安瓿表面上的油污，流水洗净再用蒸馏水刷洗后，用干净纱布包裹(避免手指直接摸触安瓿的表面)并用力将安瓿板断或敲碎，立即放入干净的棕色试剂瓶内，加入蒸馏水配成 2% 的水溶液。锇酸在水中溶解较慢，配制后需过夜才能使用，也可以置超声波清洗仪中加速其溶解。锇酸易氧化挥发，其气体对人体呼吸道和眼睛有害，因此整个配制过程最好在通风柜中进行。配制好的锇酸溶液要紧塞瓶塞并用溶解的石蜡密封置冰箱(4℃)保存(0.5 g=25 mL 双蒸水×2%)。

2.1% 锇酸固定液的配制(工作液)

锇酸固定液的配方甚多，可用多种缓冲液作为载体配制，但原则上应使用与戊二醛定液同系列的缓冲液载体配制为佳，即若前固定液戊二醛是用 0.2 mol 磷酸盐缓冲液配制，则后固定液锇酸也应用同样的缓冲液配制。配法如下：

$\begin{cases} 2\%锇酸水溶液 & 5\ mL \\ 0.2\ mol/L\ 磷酸盐酸冲液(pH\ 7.4) & 5\ mL \end{cases}$

如果前固定液戊二醛是用 0.2 mol 二甲砷酸盐缓冲液配制的，则用下列方法配制锇酸固定液：

$\begin{cases} 2\%锇酸水溶液 & 5\ mL \\ 0.2\ mol/L\ 二甲砷酸盐缓冲液(pH\ 7.4) & 5\ mL \end{cases}$

配制好的锇酸固定液一般不能久存，要随用随配，当变为棕色后就不能再用。如果用青霉素小瓶装好，用胶布密封瓶塞、置冰箱冷冻室使其冰冻，则可较长时间保存。

锇酸固定液可加入葡萄糖或蔗糖调整渗透压。

（三）多聚甲醛–戊二醛混合固定液

1. 10%多聚甲醛水溶液

称 2 g 多聚甲醛粉末于 20 mL 蒸馏水中水浴加热至 60℃～65℃，不断摇动加速溶解，待溶解后加入数滴 1N NaOH 溶液，至多聚甲醛液变为清亮为止。自然冷却后过滤备用。（注意：配制时要盖瓶塞并在通风柜中操作）。

2. 混合固定液的配制

附表 5　多聚甲醛与戊二醛混合固定液的配制

0.2 mol/LM 磷酸盐缓冲液（或二甲砷酸钠缓冲液）（pH 7.4）	50 mL
10%多聚甲醛水溶液	20 mL（如为 40 mL 则为 4%的多聚甲醛）
25%戊二醛水溶液	10 mL
加蒸馏水至	100 mL

加入醛以后，pH 稍微下降。多聚甲醛和戊二醛的最终浓度分别为 2%和 2.5%。可以加入蔗糖、葡萄糖和氯化钠调整其渗透压。

注意做免疫电镜时，用含 0.1%戊二醛溶液的 4%的多聚甲醛溶液固定（不用锇酸做第二步固定），用 100%乙醇脱水但不用锇酸染色，用 Durcupan ACM 树脂包埋，切成厚为 100 nm 薄片，300 目的金网收集。

（四）高锰酸钾固定液

主要用于保存细胞的膜性结构，对质膜、内质网及髓鞘等结构保存良好，其他结构保存差。一般用 1.3%浓度，配方如下：

醋酸巴比妥缓冲液　　12 mL
高锰酸钾　　　　　　1.3 g
加双蒸水至　　　　　100 mL

此液不稳定, 临用时配制。

（五）钌红固定液

钌红固定的优点是对脂质的固定效果好, 可显示糖蛋白和糖脂, 特别是对肺泡表面活性物质的染色具有很好的电子密度效果。

钌红染色液的配制: 钌红溶于双蒸水, 配成 10 mg/mL, 60℃, 振荡 5 min, 3000 rpm 离心约 15 min, 取上清 4℃ 保存。一般将此钌红染色液分别与前固定液（戊二醛）、后固定液（锇酸）铵 1∶1 比例混合后使用。

（六）柠檬酸铅染液

$$\begin{cases} 硝酸铅(PbNO_3) & 1.33\ g \\ 柠檬酸钠(Na_3C_6H_5O_7 \cdot 2H_2O) & 1.76\ g \\ 去\ CO_2\ 双蒸水 & 30\ mL \end{cases}$$

上述三种试剂混合后激烈振荡 1 min, 摇动 30 min（瓶底无结晶）, 然后加入 8 mL 1N NaOH 液, 稍摇动即清亮, 加入双蒸馏水至 50 mL, 4℃备用。

1N NaOH 液由去 CO_2 双蒸水 25 mL, 加入 1.1 g NaOH 配制。

（七）Formvar 膜制备

称取 0.3 g Formvar 粉剂, 充分溶解于 100 mL 三氯甲烷溶液, 塞紧瓶塞置 4℃ 冰箱保存备用即可, 制膜时恢复至室温。

（八）防冰晶处理液

如果要利用库存的标本观察超微结构, 要注意解冻过程中勿损伤超微结构, 及防冰晶处理。-80℃标本先进行防冰晶处理: 在含 15%甘油、20%蔗糖的 PBS 中振摇慢慢解冻后, 再切成小块(1 mm×1 mm×5 mm)放入电镜固定液中。